图说
烧烫伤康复

北京爱无痕烧烫伤康复关爱中心 主编

特邀指导专家

吴 军 孙便友 李曾慧平

编 者

周 丹 李慧杰 张莹莹
王 鑫 刘秋石 黄诗欣

人民卫生出版社
·北 京·

图书在版编目（CIP）数据

图说烧烫伤康复 / 北京爱无痕烧烫伤康复关爱中心
主编.— 北京：人民卫生出版社，2021.9（2022.2 重印）
ISBN 978-7-117-31128-1

Ⅰ.①图… Ⅱ.①北… Ⅲ.①烧伤－康复 Ⅳ.
①R644

中国版本图书馆 CIP 数据核字（2021）第 006244 号

人卫智网	www.ipmph.com	医学教育、学术、考试、健康，
		购书智慧智能综合服务平台
人卫官网	www.pmph.com	人卫官方资讯发布平台

图说烧烫伤康复
Tu Shuo Shaotangshang Kangfu

主　　编：北京爱无痕烧烫伤康复关爱中心
出版发行：人民卫生出版社（中继线 010-59780011）
地　　址：北京市朝阳区潘家园南里 19 号
邮　　编：100021
E - mail：pmph @ pmph.com
购书热线：010-59787592　010-59787584　010-65264830
印　　刷：北京顶佳世纪印刷有限公司
经　　销：新华书店
开　　本：787 × 1092　1/32　印张：7
字　　数：124 千字
版　　次：2021 年 9 月第 1 版
印　　次：2022 年 2 月第 2 次印刷
标准书号：ISBN 978-7-117-31128-1
定　　价：49.00 元

打击盗版举报电话：010-59787491　E-mail：WQ @ pmph.com
质量问题联系电话：010-59787234　E-mail：zhiliang @ pmph.com

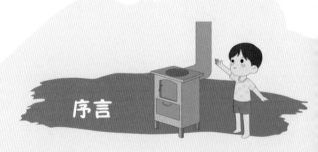

序言

　　烧烫伤是指由于外部热损伤而造成的身体皮肤或其他器官组织的伤害。中国每年有数以百万计的人民发生不同程度的烧烫伤，其中儿童占 30% 以上。严重烧烫伤不仅威胁人的生命安全，伤后引起的增生性瘢痕及瘢痕挛缩还会显著降低存活者的生活质量，影响生理和心理的健康，但以上这些情况在很大程度上是可以预防或控制发展程度的。烧烫伤康复是实现预防和控制增生性瘢痕和瘢痕挛缩程度的有力方法，也就是说烧烫伤康复可以最大限度地恢复机体功能、维持关节的活动范围、控制瘢痕的增生、减轻瘢痕挛缩的程度、减轻心理压力。

　　当然，烧烫伤康复是一个长期的过程，患者和陪伴的家属从住院的第一天起就要听从医生的康复建议、重视康复的作用、积极配合，同时学习烧烫伤康复知识；在患者出院后，家属可以在家里为患者做规范的康复训练，从而获得最佳的康复效果。

鉴于烧烫伤患者及家属对学习烧烫伤康复基本知识和操作的迫切需求，北京爱无痕烧烫伤康复关爱中心联合国内知名烧烫伤专家、烧烫伤康复专家、瘢痕治疗专家及心理学专家共同编写了《图说烧烫伤康复》，填补了国内烧烫伤康复科普读物的空白。本书的第一讲强调了每个人都应该知晓什么是烧烫伤，介绍了热液烫伤的急救方法，目的是推广烧烫伤预防教育、传播烧烫伤急救知识。第二讲涉及烧烫伤程度估计和对身体的影响，图文并茂、深入浅出地阐述了皮肤组织结构和生理功能、烧烫伤临床表现及深度分类、烧烫伤面积的计算和烧烫伤对身体有哪些影响。第三讲介绍了烧烫伤后住院的常识，包括患者家属心理调节的重要性及如何缓解患者的不良心理反应，还有医院的就诊常识、患者的饮食原则等。第四讲重点谈了烧烫伤恢复的敌人——瘢痕，这一讲由瘢痕治疗专家孙便友医生从实用的角度向读者介绍了瘢痕的基本概念、预防瘢痕的重要性、压力

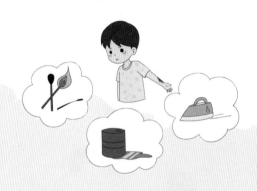

治疗和常见瘢痕的治疗方法。第五讲重点介绍了烧烫伤康复，本讲内容由香港理工大学康复与治疗科学系张莹莹博士撰写，包括烧烫伤康复的意义、矫形器和支具的介绍、烧烫伤后的体位摆放与康复运动、出院后的家庭护理常识和日常康复锻炼。第六讲介绍了烧烫伤后的心理康复和人文关怀，本讲内容由中国科学院心理研究所全国心理援助联盟专家李慧杰老师执笔，介绍了烧烫伤患者心理的复杂反应、心理康复需要亲属与患者的共同努力、如何助力烧烫伤患者重返社会等内容。第七讲重点讲了烧烫伤患儿家长要成为烧烫伤孩子的护理"专家"，包括写给患儿家长的话、患儿的康复游戏、帮助烧烫伤儿童做被动训练、烧烫伤对儿童生长发育的影响、如何帮助儿童进行心理调适等，最后是漫画"皮皮的故事"，讲的是小患友皮皮的康复历程。

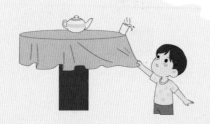

　　全书由一线从事烧烫伤治疗、康复、心理等工作的专家执笔，有丰富的内容，易懂的表述方式。我们相信《图说烧烫伤康复》的出版能为烧烫伤患者提供更多的支持和帮助。

吴军教授

深圳大学第一附属医院烧伤整形科　主任

中华医学会烧伤外科学分会　主任委员

2021 年 8 月　于深圳

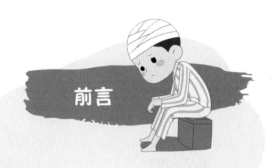

前言

　　亲爱的读者，当你翻开这本书时，你或你的家人也许已经因为意外烧烫伤住院了，面对突如其来的伤害，你或许会不知所措，但是，请一定要坚强，要勇敢、乐观地面对现实，所有的悲痛总会过去，一切都会好起来的。

　　在书中，我们会用直接、简洁的方式来叙述烧烫伤的常识、功能康复锻炼的方法以及心理支持等内容。本书的内容不能替代专业医疗机构的治疗和医生的指导意见，因为烧烫伤的治疗、康复及护理是医务工作者、患者及家属共同的责任，你应该结合医生的建议和自己的实际情况，灵活应用，及时和你的主治医生进行沟通。不过，通过阅读本书，可以让你在有限的时间内掌握更多的烧烫伤康复知识，增强你恢复健康的信心。同时，你还可以把书传递给周围有这方面需求的亲人和朋友，让他们了解烧烫伤患者需要哪些有效的理解和帮助，愿坚强和乐观的你通过规范的康复训练找回健康和快乐！

北京爱无痕烧烫伤康复关爱中心

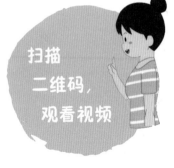

扫描二维码，观看视频

瘢痕瘙痒的处理方法

穿脱压力衣

烧烫伤创面的家居护理方法

烧烫伤后的体位摆放

烧烫伤后为什么会有瘢痕

压力衣的压力判定和保养

目录

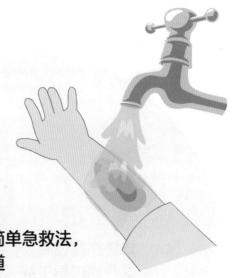

第一讲
常见烧烫伤的简单急救法，每个人都要知道

第二讲

烧烫伤程度估计和对身体的影响

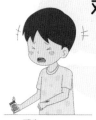

第三讲

烧烫伤需住院，这些知识要了解

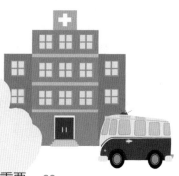

第四讲

烧烫伤恢复的敌人——瘢痕

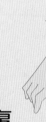

第五讲

对于烧烫伤，
更重要的是康复

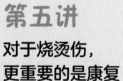

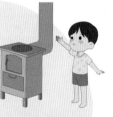

第六讲

除了身体，
心理也需要关怀与康复

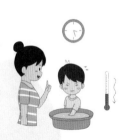

第七讲

家长要成为烧烫伤孩子的护理"专家"

第一讲

常见烧烫伤的简单急救法，每个人都要知道

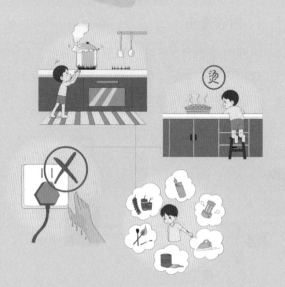

一、什么是烧烫伤

大家俗称的"烧烫伤",实际上分为烧伤和烫伤,从严格意义上来讲,烫伤属于烧伤的一种。对于烧伤,医学上的定义是由高温(如火焰、热水、蒸汽、电弧等热力因素),电流,某些化学物质(强酸、强碱),辐射,放射线等引起的皮肤或其他组织器官损害,严重者可伤及皮下或黏膜下组织,如肌肉、骨骼、关节,甚至内脏。根据引发烧伤的物质不同,可将烧伤主要分为以下几大类。

1. 热液烫伤

热液包括热汤、热油、热茶、洗澡水、沸水等。

众所周知,生活中我们最常接触的就是水,其次是油,所以热液烫伤是最常见的烧伤意外。

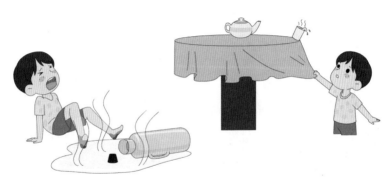

2. 火焰烧伤

易燃物体或液体（如酒精）使用不当，玩烟花爆竹，电暖炉使用不当，火灾，瓦斯爆炸，交通事故引发的火情，都是引起火焰烧伤的常见原因。另外，天然气、丙烷、汽油及其他易燃液体爆炸后会在短时间内释放大量热量，造成的烧伤也属于火焰烧伤。

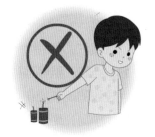

生活中，通常会因以下情况引发火灾：①在户外将酒精、汽油用作烧烤炉的燃料；②使用汽油或煤油点火；③把以明火为光源的灯笼放进帐篷；④在睡具上吸烟；⑤室内使用燃烧型蚊香驱蚊。

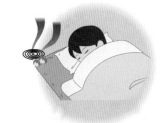

烧伤的严重程度取决于接触热源的时间、数量和种类，烧伤不仅在于皮肤，同时还可能合并严重的呼吸道灼伤。治疗严重的烧伤往往需要大面积植皮。

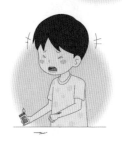

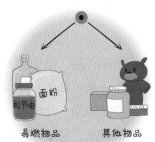

易燃物品　其他物品

3. 化学烧伤

皮肤直接接触腐蚀性化学品，如硫酸、盐酸、硝酸、石灰、氨等强酸、强碱类以及磷、苯、酚、硝酸银等导致的皮肤烧伤为化学烧伤。日常生活中常见的腐蚀性化学品，如消毒水、洁厕灵、干燥剂等也会导致皮肤烧伤。

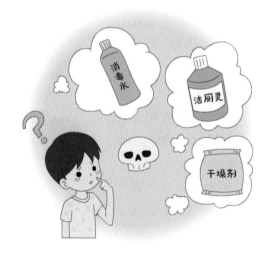

这些化学品一般是强酸或者强碱。硝酸因为是强酸兼氧化剂，烧伤后的情况更为严重。另外，烧灼性极强的还有氢氟酸，可以侵蚀到骨骼，小面积烧伤即可导致生命危险。化学烧伤多发生于暴露的头部、面部、颈部及胸部，常造成颜面及眼部的严重伤害。

4. 接触性烧伤

接触性烧伤是因直接接触热的铁、塑料、玻璃或者燃烧的煤等导致的烧伤。

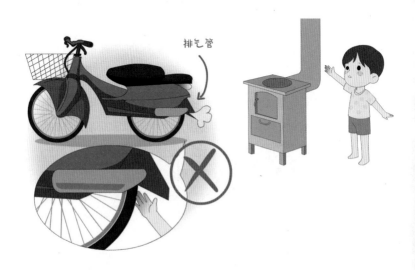

排气管

接触性烧伤虽然范围局限，但是深度较深。随着炭火炉使用频率的增加，被烧伤的儿童数量也会增加。因为孩子们摔倒时双手会自然向前伸出，触及火炉，所以大多容易出现手掌的深度烧伤。还有一种常见的情况是发生在野外露营时，大家围着篝火跳舞，若有人不小心摔倒，接触燃烧的木炭而烧伤。另外，蒸桑拿时触碰到热石头，赤脚在沙滩上行走踩到被掩埋的隔夜灰烬，都会引起烧伤。尽管这类烧伤面积不大，但仍可能造成严重损伤。

5. 电烧伤

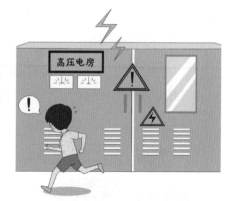

接触高压电、电源插头等所引起的烧伤为电烧伤，也叫电灼伤。

严重的电烧伤多因接触高压电而引起，可分为电弧烧伤和接触灼伤。高压电烧伤会引起肌肉坏死，分解出来的肌球蛋白会阻塞肾小管，进而导致急性肾脏衰竭。电烧伤是严重的急症，通常需住进烧烫伤加护病房进行治疗，受伤严重的肢体往往需要截肢。

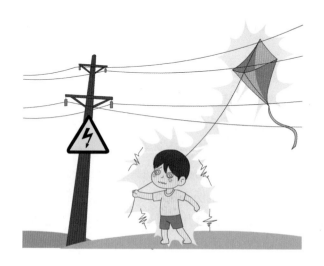

6. 摩擦性灼伤

此种烧伤常见于交通事故及职业灾害之中，因接触高速移动的物体，摩擦生热，导致灼伤，伤口分布常不规则。

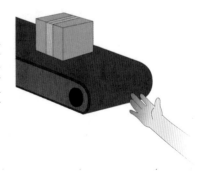

7. 辐射性灼伤

晒伤即为常见的辐射性灼伤，系因皮肤接受辐射源释放出的能量而造成的灼伤，晒伤一般止于皮肤Ⅰ度灼伤。如因人造放射源导致，则可能造成皮肤Ⅱ度及以上的灼伤。

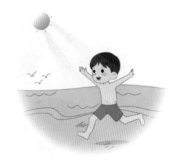

8. 冷烧伤

皮肤接触低温也可造成损伤，叫作冷烧伤，日常生活中大家称其为冻伤。例如与冰、雪长时间接触，或者与温度极低的干冰（-78.5℃）、液氮（-196℃）、液氦（-268.9℃）短时间接触都会造成冷烧伤。

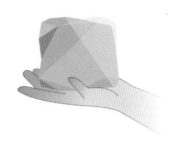

9. 吸入性呼吸道损害

在火灾现场或密闭空间遭受烧伤的患者，常会出现面部焦黑、鼻毛烧焦、声音沙哑、呼吸困难等症状，有可能是因为热空气、火焰、有毒烟雾及有毒气体造成了气管及肺部的损伤，这种呼吸道伤害会影响呼吸功能，死亡率比较高。

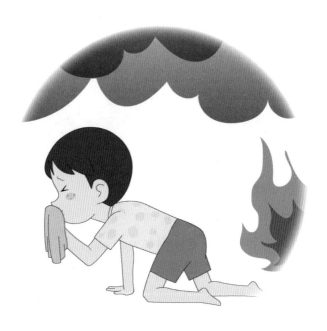

二、热液烫伤的现场急救处理方法

发生较严重烫伤后需要拨打 120，让专业的医护人员为患者进行救治；同时，为了最大程度地减轻热液烫伤对身体的伤害，掌握一些简单的急救处理方法，能让后续的治疗相对容易，可提升康复速度。如果处理得当，有的患者本身伤情不重，可能都不需要去医院诊治。

家庭生活中多数的烫伤意外类型为热液烫伤，多发生在小于 5 岁的儿童。常见的热液烫伤由沸腾的水、汤、粥或热油引起。如何界定"热"呢？当物体温度超过 45℃时即可烫伤人体，温度越高、接触时间越长则损伤速度越快、程度越深。

因为热液烫伤很常见，所以它的现场处理方法每个人都应该掌握！即烫伤五字诀——"冲""脱""泡""盖""送"，这五个字必须熟记于心，才能在关键时刻知道如何处理。

注意

● 本法适用于轻度及中度烫伤，通常不用于重度烫伤，因为重度烫伤患者往往会出现休克，而冷刺激作用不利于抗休克。

1. 第一步骤——冲 时间应在 15 分钟以上。

烫伤五字诀中，最重要的是先冲水。烫伤是猝不及防的意外事故，匆忙赶往医院的急诊室也比不上先**在现场马上用流动、干净的自来水冲洗更重要、更有效！**引起烫伤的物质不论是油还是水，先用 15～20℃的流动水冲 15～30 分钟，直到刺痛、火辣的感觉改善为止。

冲冷水可迅速散去热度，以降低对皮肤深层组织的伤害；还可以止痛，减少渗出和肿胀，从而减少水疱形成。

烫伤后如果不立即冲冷水，原本轻微的烫伤随着时间的拖延，程度会进一步加重，造成更严重的伤害。

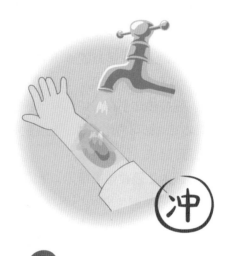

冲

注意

● 对于大面积严重的烫伤，避免长时间冲水，以免造成低体温。

2. 第二步骤——脱

避免弄破伤口的水疱。

"脱"是指脱掉衣服和鞋子。注意不能直接"脱"！因为烫伤严重时衣物会粘住皮肤，如果直接"脱"，很可能会把皮肤给扯下来。一般要用剪刀剪开，或者将沾满热水、热油等高温物质的衣服用冷水充分浸泡后小心脱掉，脱时避免将伤口的水疱弄破。

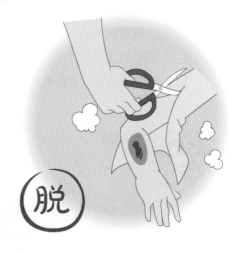

如果衣服粘在皮肤上，要剪下附近的衣物，保留粘住皮肤部分的衣物。另外，要迅速摘掉烫伤处的戒指和手环等金属饰品，检查皮肤的受伤程度。如果皮肤发红、起水疱或是有咖啡色的斑点，是Ⅰ度和Ⅱ度烫伤，这时就要马上采取下一步骤，即第三步骤；如果皮肤焦黑或者发现有脱皮，就是属于Ⅲ度烫伤，直接采取第四和第五步骤。

3. 第三步骤——泡 泡冷水，15～30分钟。

冲水、"脱"衣后应继续将烫伤部位在15～20℃水的容器里浸泡15～30分钟，如果有不能泡到的身体部位就用冷水浸透的毛巾或纱布覆盖，继续降低局部的温度，这样可减轻患者疼痛并稳定患者情绪。

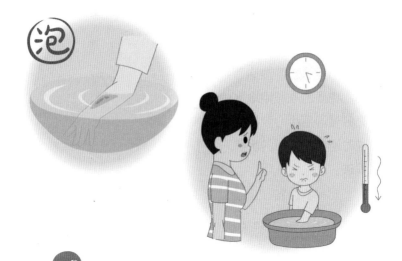

注意

● 对于大面积烫伤的患者，尤其是小孩和老人，应避免过长时间浸泡于冷水中，因为长久浸泡可能导致体温过低，反而对身体造成伤害。

4. 第四步骤——盖 送医途中要保护。

送医途中必须拿干净的棉布或消毒纱布盖住烫伤部位，目的是尽量避免伤口与细菌接触。

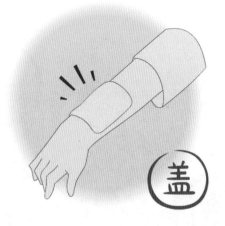

注意

● 用干净的毛巾、布单或纱布覆盖伤口的同时，不可在伤口上涂抹食用油、酱油、牛油、牙膏等，不要涂抹外用药物或"民间秘方"。

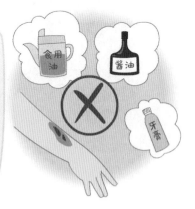

5. 第五步骤——送　就医、挂号烧伤科。

把伤员尽快送到医院去，除极小且极浅（Ⅰ度烫伤）的烫伤外，最好首选前往附近的医院做进一步处理。

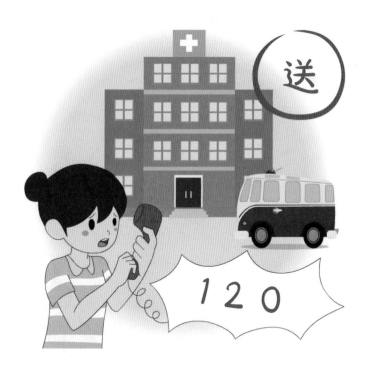

三、其他常见烧伤的现场急救处理方法

由火导致的烧伤是生活中常见的烧伤类型；职业烧伤也是一个主要原因；另外，一些交通事故容易伴随烧伤。

烧伤的严重程度与燃烧时间和燃烧面积相关，时间越长伤情越重；因此，烧伤发生后应迅速脱离现场，避免与致伤源以及其他易燃物再次接触，且须立即进行自救、互救及他救。

1. 火焰烧伤

迅速脱离火源，如果是重大火灾现场要捂住口鼻脱离，因为浓烟和高温空气会造成呼吸道灼伤。如果是衣服着火，应迅速脱掉，或立即灭火。常用的处理方式：①就地卧倒，慢慢打滚，使火熄灭；②如附近有河流或水池，且患者本人会游泳，可立即跳入水中灭火；③用土或沙子快速盖在着火处，亦可用湿布或其他物品浸水后覆盖，隔绝氧气以灭火。

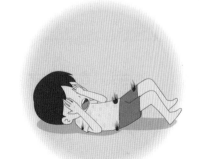

注意

● 衣物着火后，不能用手扑打灭火，这样容易造成双手烧伤或加重烧伤程度；不能因为一时惊慌害怕而仅站立喊叫，不做灭火动作；更不能四处乱跑，因为奔跑时火会借风力助燃，致使火势更旺，从而加重头面部伤势，甚至造成吸入性呼吸道损害。

2. 电烧伤

人的身体存在一定的电阻，所谓的电阻就是会对通过的电流产生阻碍作用，电阻同时会分担一部分电压，电压与通过电流的乘积就是人体电阻所消耗的电功率，当这个电功率足够大时，会产生高温，导致起火燃烧。

遇到电烧伤应第一时间关闭电器开关或电闸，切断电源；施救人员应用绝缘物体如木棍、塑料杆等挑开触电者身上的电线、电源插头等带电物品。在触电者未完全脱离电源前，施救人员一定不能与其有直接接触，以防自身触电受伤。脱离电源后迅速灭火，如患者出现呼吸和心跳停止，应该立即行体外心脏按压和人工呼吸。

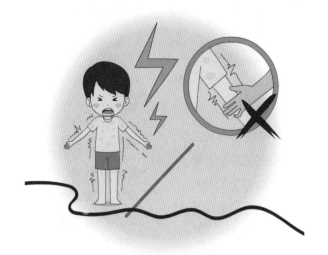

3. 常见化学品烧伤

某些化学品接触皮肤后，除了导致局部的烧伤外，还会因为继续渗透、被吸收，加重局部损伤的同时引发全身性损伤。

🔸 **酸烧伤**：常见的有硫酸、盐酸和硝酸。接触后需用大量清水冲洗，再按一般热液烫伤紧急处理法处理。

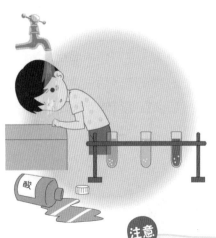

🔸 **碱烧伤**：常见的有氢氧化钠和生石灰。氢氧化钠会持续损伤深部组织，急救时要用大量清水长时间冲洗，可持续数小时或更长，直到受伤面没有滑腻感。

注意

● 处理生石灰烧伤时，应该先将生石灰颗粒去除干净，然后再用清水冲洗，以免生石灰遇水产生热量，加重烧伤程度。

● **磷烧伤**：除了热力可致使皮肤损伤外，磷还会被创面吸收，引起肝、肾等脏器损害。如身体接触磷应立即用湿布覆盖受伤部位，或直接将接触部位浸入水中，防止磷遇空气继续燃烧；创面必须包扎，但不得用油质敷料包扎，否则会增加磷的吸收从而加重肝、肾脏器损害。

以上三种烧伤在确保隔绝致伤源后，对于烧伤创口的处理可以运用上文介绍的"五字诀"，但请注意，只能是在轻度及中度烧伤情况下运用。

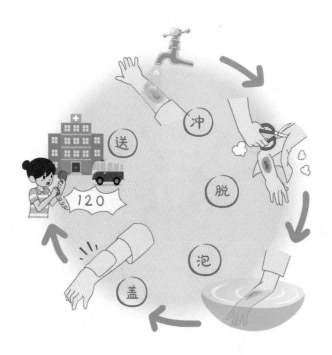

第二讲

烧烫伤程度估计和对身体的影响

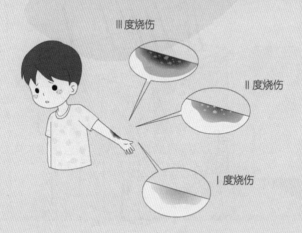

Ⅲ度烧伤

Ⅱ度烧伤

Ⅰ度烧伤

一、皮肤的组织结构和生理功能

皮肤由表皮、真皮和皮下组织构成，并含有附属器官（汗腺、毛发、毛囊、皮脂腺、指甲、趾甲等）以及血管、淋巴管、神经和肌肉等。表皮和真皮之间由基底膜相连；皮下组织又称为皮下脂肪层，与真皮之间没有明确的界限。

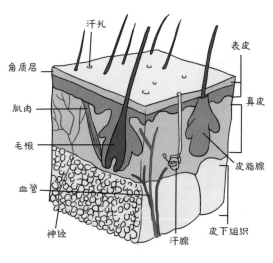

皮肤组织

　　皮肤包裹于身体表面，是身体最外层的保护器官，也是人体最大的器官，此天然屏障可以抵抗外界刺激物及微生物的入侵，预防体液的流失，具有体温调节的功能，并可经由汗腺排泄一些新陈代谢后的产物，对于维持人体内环境的稳定极其重要。皮肤具有冷、热、触觉及痛觉的感觉接收器，能经由反射活动对来自外界的刺激作出反应。

　　皮肤一旦受到较为严重的烧烫伤伤害，不但会失去原有的功能，还会释放有害的化学物质，而且坏死的组织还是细菌繁殖的温床，将成为全身感染的门户。

二、烧烫伤临床表现及深度分类

　　烧烫伤有轻度和重度之分，深度和面积的大小是判断其严重程度的依据。人体皮肤是由表皮、真皮及皮下组织 3 层组成，根据皮肤受损程度，烧伤深度可以采用三度四分法。

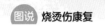

烧烫伤深度的鉴别（三度四分法）

烧烫伤深度	受伤范围	伤口外观	感觉	愈合时间与情形
Ⅰ度	表皮浅层	红斑状	灼痛感	3～5天愈合，无瘢痕
浅Ⅱ度	表皮及真皮乳头层	水疱较大，壁薄。创面肿胀发红	剧痛、敏感	1～2周愈合，无瘢痕形成，短期内色素沉着，不留瘢痕
深Ⅱ度	真皮深层	水疱较小，创面呈浅红或红白相间，可见网状栓塞血管	水肿明显，感觉稍迟钝、不敏感	3～4周痊愈，留有瘢痕
Ⅲ度	含表皮及真皮之全层皮肤	呈蜡白或焦黄色甚至炭化，皮革样	疼痛消失	范围大需植皮，愈合后遗留瘢痕或形成畸形

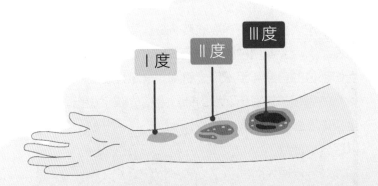

Ⅰ度

Ⅱ度

Ⅲ度

Ⅰ度烧烫伤

疼痛明显，无水疱，
皮肤发红

Ⅱ度烧烫伤

水疱形成，局部湿润，
疼痛

Ⅲ度烧烫伤

局部干燥，皮肤褪色，
无疼痛

烧烫伤的深度鉴别

三、烧烫伤面积的计算

决定烧烫伤严重程度的两个最重要因素是烧烫伤的面积和深度，此两种因素决定了患者休克的严重程度和受伤部位的自愈与手术修复时间，一定程度上决定了烧烫伤的病程。烧烫伤面积的计算是指皮肤烧烫伤面积与全身体表面积的比值，以百分数计数。

对于普通人而言，实用且便捷的烧烫伤面积计算法为手掌法，即成人或儿童五指并拢，单掌面积（含手指并拢部位）约相当于本人身体表面积的 1%。

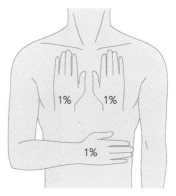

手掌法

> **注意**
>
> ● 手掌法适用于小面积烧烫伤，如果是大面积烧烫伤，可以用本法估计出健康皮肤的面积，然后用总面积减去健康皮肤面积，得出烧烫伤面积。

四、烧烫伤对身体有哪些影响

生活中，烧烫伤一般是由于热力所导致的损伤，在各种原因导致的烧烫伤中占85%～90%，如沸水、热油、蒸汽及火焰等。烧烫伤主要造成的是皮肤的损害，随着严重程度加深，可伤及皮下组织、肌肉、骨骼、关节、神经及血管，乃至内脏；同时，也可能造成体表黏膜部位损伤，如眼、口腔、鼻腔、食管、呼吸道、肛门等。

烧烫伤直接作用于身体的皮肤乃至皮下组织，作用部位的组织中心会变性、坏死，紧邻的变性组织其毛细血管内的血液会凝滞，血液凝滞的毛细血管会扩张充血。一般而言，小面积的浅度烧烫伤恢复较快，仅有局部皮肤组织的病理变化，无全身反应。

但是，大面积的、较重的烧烫伤不仅对受伤的局部组织有影响，还可引起一系列的全身性的病理、生理变化。根据其发展过程与特点，可以人为地分为四期：体液渗出期、急性感染期、创面修复器、康复期。

1. 体液渗出期

无论受伤部位深或浅、面积大或小，烧烫伤后都会立即发生体液渗出，尤以伤后的2～3小时最为明显，6～8小时最快，15～24小时会达到高峰，一般持续

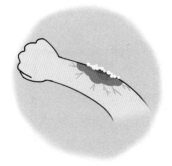

36～48小时，然后逐渐稳定，渗出液开始被吸收。

大面积的烧烫伤会产生全身性炎症反应综合征，炎症会引起创伤部位周围乃至全身的血管通透性增加，使得大量的血浆外渗至组织细胞间，造成有效循环血量下降，导致休克，细胞的缺血、缺氧损害和器官功能损害，甚至器官衰竭。一般情况下，成人的烧烫伤面积超过20%，小儿的烧烫伤面积超过10%，便有发生休克的可能，休克的发生时间与受伤的严重程度密切相关，所以体液渗出期又叫休克期。

2. 急性感染期

此时期一般出现在烧烫伤后的1～2周，渗出的体液开始被吸收后，感染便上升为主要病症。如果烧烫伤较为严重，感染期会紧接着在体液渗出期后出现；如果机体的抗感染功能明显减弱，两个时期甚至会同时发生。

感染是烧烫伤救治过程中较为突出的问题。严重的烧烫伤患者由于体表的"防御系统"被破坏，导致全身免疫功能下降，同时由于坏死组织的存在以及外界与自身菌群的侵袭，感染会持续威胁患者直至愈合期。

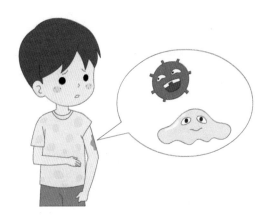

较早时期，休克是导致大面积烧烫伤患者死亡的主要原因，随着医疗界认知与技术的发展，目前直接死于休克的患者已经不多见了；近年来的研究表明，导致烧烫伤患者死亡的常见因素是多器官功能衰竭，而造成多器官功能衰竭的最常见因素便是感染。

3. 创面修复期

简单地说就是伤口愈合期，与其他的创伤一样，伤口愈合在受伤后的不久便会开始。烧烫伤后，炎症反应开始的同时组织修复也已经开始了。

烧烫伤创面修复期的长短与受伤程度密切相关。Ⅰ度烧烫伤，一般 3～5 天便可痊愈，并且无瘢痕产生。浅Ⅱ度烧烫伤，如果没有感染的话，经过 7～14 天后创面便会愈合，一般也不会留下瘢痕或者仅有轻度的外观改变。深Ⅱ度烧烫伤，临床上称坏死组织为焦痂，大多数会在伤后的 2～3 周自溶脱痂，感染概率增大，需植皮，会留有瘢痕。Ⅲ度烧烫伤，必须植皮，否则不能自愈，会有瘢痕，甚至会造成受伤部位的畸形。

4. 康复期

深Ⅱ度烧烫伤或Ⅲ度烧烫伤其创面愈合后产生的瘢痕、皮肤器官组织的损害及内脏的损害，均需要一个相对漫长的恢复期，因此称为"康复期"。

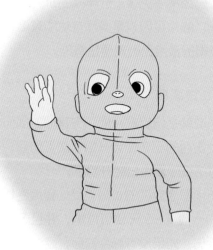

第三讲

烧烫伤需住院，这些知识要了解

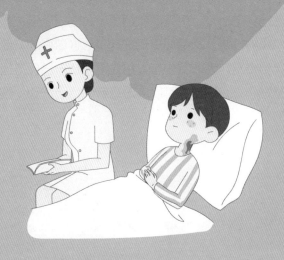

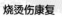

一、家属与患者的情绪调节很重要

虽然住院意味着疾病有了一定的严重性，但住院是为了让患者能够获得更好的医疗照顾与康复。在住院前家属应知晓一定的与烧烫伤相关的医疗知识，这将会对烧烫伤患者的住院生活更有好处，可以加快其恢复速度。

不幸发生意外，本来就会使患者和家属的情绪处于不稳定状态，若是烧烫伤的病情较重甚至危重，需要入院抢救与治疗，患者及家属更容易出现恐惧、焦虑甚至暴躁的情绪。家庭成员们彼此是心连着心的，此时，家属和亲友作为非受伤者，首先需要让自己保持理智，调整好心态，这样才可以应对患者的情绪波动。维护患者

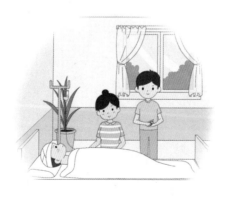

的情绪稳定，共同积极面对病情，才能更有利于入院治疗。

若因病情较重，致使烧烫伤患者住院时家属无法陪床的，一般会由专业的护理人员进行24小时轮流照顾。随着科学技术的发展与医疗水平的提高，烧烫伤的救治技术与质量有了显著提高，可以应对各种病情。目前，我国的烧烫伤治愈率已经达到95%以上，处于世界领先水平。当病情发生变化时，家属要镇静，配合医生进行治疗，不可惊慌失措，以免影响患者的情绪。

如果是在病房，家属和医护人员应避免谈论病情；回答患者对病情和愈后的疑问时，一定要保持良好的情绪，婉转解释；注意保护患者的情绪，同时要谈论乐观和积极的内容，以帮助患者树立治疗的信心。

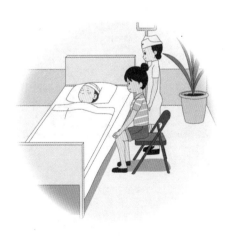

二、应对患者的心理反应

（一）初入院

1. 对陌生环境的恐慌

🔹 **患者表现**：为了避免细菌感染，或有其他治疗上的需要，烧烫伤患者在住入烧烫伤中心时，病房环境需做一定程度的隔离。患者对环境有陌生感，使得他有孤寂、恐慌、不安的感觉；严重者可能出现"退化行为"，如对自己的大小便不自觉、沉默、说话叠字、语言表现低于自己实际年龄等。

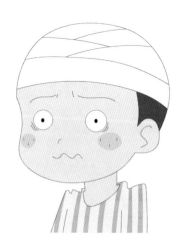

♦ **家属协助**：适度地探视与联系。

烧烫伤中心有固定的访客时间，家属可在探视时多
与患者交谈，并予以安慰，千万不要再加以责备，言语
及情绪要让患者有安全感。探视时，尤其对于幼小的孩
子，更要小心处理，以免对孩子的心灵造成伤害。例
如，在病房中，孩子哭泣时，**家长千万别说"再哭，爸
爸妈妈就不要你了"等话，**这些言语反而会让孩子有更
深的分离焦虑。

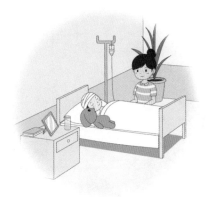

另外，可以带些患者熟悉的物品，如书籍、相片、
玩具等，但需要将这些物品先清洗干净或用酒精擦拭消
毒。患者有熟悉的物品陪伴可以降低陌生感。在非探视
时间，家属可以用语音通话、视频通话等方式向患者表
达关怀。

2. 与家属分离的焦虑

🔸 **患者表现**：烧烫伤患者因住在隔离病房内，家属无法随时在身旁给予情绪支持，需独自面对治疗，这使得患者无法获得充分的安全感，常常会有吵着要出院或故意拖延探视时间不让家属离去的情况出现。

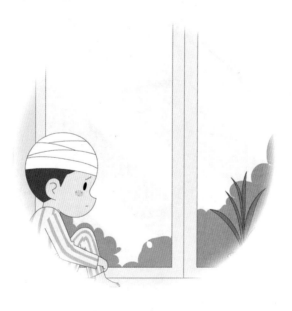

🔸 **家属协助**：家属可与医护人员说明患者平日的生活习惯，以利于照顾有特殊生活习惯的患者。

若家属能事先与医护人员沟通，则患者可较快适应病房生活，对隔离病房的不安全感也会降低。

3. 噩梦

♦ 患者表现：烧烫伤的发生绝大多数属于意外事件，突如其来的意外会使得患者一下子无法处理如此大的压力，而压力处理不当反映在睡眠中则可能表现为做噩梦。

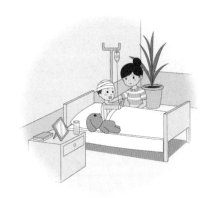

♦ 家属协助：噩梦会随时间日渐减少，家属可适当地分担压力。

可向患者说明现在是在医院，很安全，而且医护人员都在旁边，不要害怕。噩梦若过度严重，烧烫伤医护人员会将患者转介给精神科医生给予评估，然后视患者情形给予适当的调理方法。

温暖心语

噩梦惊醒时，先将注意力放在现在的环境，"复习"一下现在在哪里，身边有谁，帮助自己回到现实。

4. 否认与愤怒

● **患者表现**：患者往往会问道"为什么是我？""为什么我这么倒霉？"等问题，以否认受伤的事实，表现出对意外事件造成身体伤害的愤怒，后续容易情绪低落。

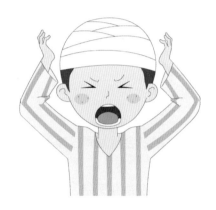

● **家属协助**：认识患者的情绪反应，并正确地面对。

家属常常会以患者不适应治疗环境为由而为其办理出院。其实，患者入院初期的哭泣、情绪低落等均是常有的情绪反应。往往在患者熟悉治疗环境后，加上家属、医护人员等多方的协助，这些情绪反应就会降低。住院初期若出现失眠、食欲不佳、心神不宁等状况皆是正常的初期创伤反应，家属可以给予多一点的安慰和支持，增强患者的安全感，以协助其适应住院。

（二）治疗期

1. 因疼痛而造成不良情绪

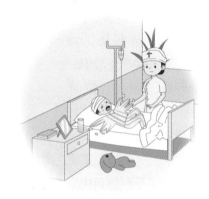

♦ 患者表现：换药、手术等治疗均会造成烧烫伤患者疼痛，患者会因此讨厌换药、讨厌医护人员，甚至拒绝合作。而愤怒、否认、想自杀等不良情绪更可能伴随疼痛发生。

♦ 家属协助：要有持续的心理支持，让患者觉得自己并不孤单。

家人支持是患者最大的支柱，家属应先认识烧烫伤的治疗，例如，清创是什么？患者需补充哪些营养？植皮是什么？进而协助患者做好心理准备。

温暖心语 多安排家人和朋友陪伴患者，放置一些让他们安心的物品在身旁，如平安符、祈福卡片等。

2. 对治疗产生恐惧

🔹 **患者表现**：烧烫伤患者治疗期间，需接受清创、植皮等治疗，对未知、未经历的治疗，患者会产生恐惧；而若是已经经历过的患者，也会对不舒服的经历产生恐惧。

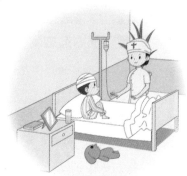

🔹 **家属协助**：家属之间相互分担责任。

探视及照顾可由家人轮流分担，患者原本的角色可由家中其他人暂时代替，让家中失去秩序的情况再度稳定，使患者放心。

3. 自责

🔹 **患者表现**：通常情况下，家中有成员长期就医，会给全家带来莫大的压力，如生活失去秩序、角色需要调整等种种改变，这些改变易造成患者自责。若因父母不小心而致使孩子受伤，在父母心中亦会产生自责。

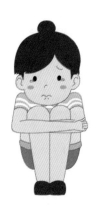

🔹 **家属协助**：家属可与医护人员、社工人员一起协助患者。

在患者住院期间，医护人员与患者接触时间多于家属，对于患者的情况最清楚，家属可与医护人员谈论，如何协助患者在住院期间进行身心重建。而医院中的社工人员更是家属可以寻求协助的对象，可以协助家属寻找可用的社会资源，协助处理患者情绪及制订出院计划等，家属在这个过程中并不孤单。

（三）康复期

1. 依赖

● **患者表现：**患者受伤期间，因伤口而造成活动受限，导致许多日常活动如吃饭、洗澡、更衣等均需依赖医护人员。而在康复期间的患者，虽然已有一些功能恢复，但仍然想依赖他人，希望能与他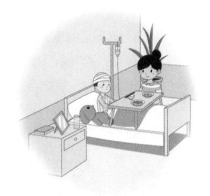人产生深度连接，以分担自己的压力。

● **家属协助：**凡事不要轻易帮患者做，而是协助并陪伴他做。

患者原本无法做的事，要根据患者恢复的程度，一步一步地让患者自己做，而家属则是在旁协助、陪伴，让患者不觉得孤单，并以言语亲切地鼓励。千万不要因为心疼或嫌患者做得不好、做得太慢而完全帮患者做，这样患者将只停留在需要人协助的状态，无法自立。

2. 自我形象改变

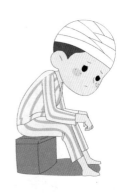

● **患者表现**：伤口在康复期多已复原，患者可清楚地看到自己外观上的改变，如皮肤颜色不同、有瘢痕、需穿压力衣等。这一时期，沮丧的情绪会再次来临，尤其是对愈后抱有高期望的患者，沮丧程度则会更高。

● **家属协助**：接纳与鼓励，以恢复其信心。

家属的接纳是患者踏出病房的预备工作，家属若能完全接纳并鼓励，往往可以协助患者恢复信心。

> **温暖心语** 当感受到害怕无助时，先深呼吸几次，再次提醒自己现在是安全的，若有严重的生理反应，像是呼吸急促、心悸等，提醒自己这是身体因创伤事件出现的正常反应，会随着时间慢慢改善，做些喜欢的事情转移一下注意力。

3. 退缩及自我封闭

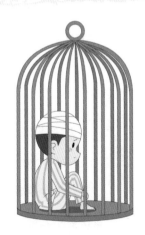

● 患者表现：有些患者在出院之后无法接受受伤后的自己，因此不愿意与外界的人和事接触，或是对于康复运动感到畏惧与排斥，因而出现退缩或自我封闭的情形。

● 家属协助：家属与医护人员一起做出院计划。

患者出院前，要先适度安排家中的环境，例如，经过火灾，房子是否已整修好；照顾者是否已充分准备好适宜的照顾方法；家庭设施要改变，如床、浴室等，以利于患者活动。若患者因故无法回家，则需事先找好安置的地方。

建议

烧烫伤是意外事件，需要家人与患者同心度过，积极沟通，并互相体谅支持。让这段意外所导致的复原过程成为所有家人心灵更紧密的旅程。

（四）可以安慰烧烫伤患者的物品清单

小天使画卡　祝福卡　吹泡泡器　纸牌

漫画书　填字游戏卡　涂鸦卡　拼图

万花筒　信件　溜溜球　自传电影光碟

减压音乐光碟　名人自传书籍　音乐播放器

苹果　面包　巧克力　果汁　饼干　甜甜圈

蛋卷　薯条　冰激凌　果酱　意大利面　棒棒糖

坚果　其他美味的食物（注意量）

三、了解医院的常用设备

进入医院治疗时，家属会发现患者身上多了许多导管或导线，为了减少家属的不安，下面简单介绍一些住院常见的设备。

1. 心电图、血压等床边生理监视器

这些器械可精密且连续地监测患者的生理状况，以利于医护人员随时了解患者的身体情况与状态。

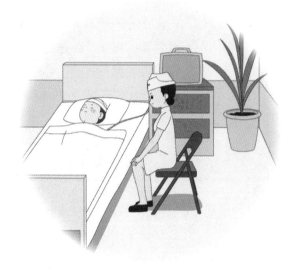

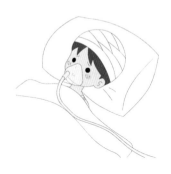

2. 氧气导管或氧气内插管

当患者有吸入性呼吸道损害导致的呼吸道水肿或血中氧气不足时，需要用这些设备以改善体内氧气的供应；病情更严重的患者如有换气功能障碍时，还需要靠呼吸机帮助其维持呼吸。

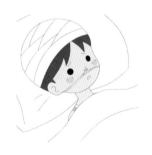

3. 鼻胃管

当患者因某些原因无法由口腔摄入足够的营养时，会从鼻孔插入一条胃管至胃或十二指肠内，直接将食物灌入，以维持患者营养的需求。若是有胃肠道吸收不良的情况，有时会由灌食机器以连续滴注的方式为患者提供营养。

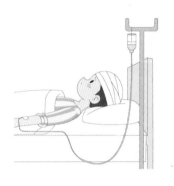

4. 静脉输液管

俗称"点滴"，可为患者提供营养、水分或注射药物。在某些较严重的情况下，因需要提供高浓度营养物质或大量液体输注时，医生会选择较大的静脉注射，如中央静脉等。

5. 动脉导管

可以连续监测动脉血压，或便于采集动脉血液来判断血中氧气分压等。

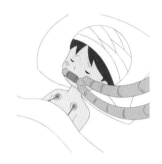

6. 留置尿管

在会阴部有伤口的患者，为避免因尿液污染伤口，或需密切监测尿液量时会插入尿管。

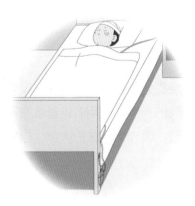

7. 支具

为预防受伤部位肢体挛缩变形，在患者休息时，有时会利用一些支具来固定或限制患肢移动，维持某种姿势。

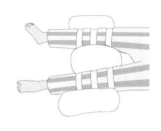

8. 约束带

为避免意识不清或不合作的患者伤害自己，医护人员会采取适当的保护性措施，如用约束带约束患者的双手等。

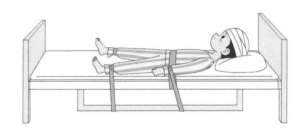

以上是在烧烫伤中心较常见的医疗设备，在不同的医院或针对不同的病情，使用的设备会有不同，当发现不了解的情形时，请先询问医护人员，以免造成不必要的困扰。

四、护理患者有学问

烧烫伤患者住院期间，家属如果有丰富的护理知识，也能助力患者更快康复。护理涉及许多方面，这里仅对以下几个主要方面进行简单介绍。

1. 水肿的处理

烧烫伤后液体在细胞、组织及空腔中的异常积聚可形成组织水肿。烧烫伤后脏器组织严重水肿是造成死亡的原因之一，水肿液不仅会增加感染的风险，还会阻碍皮肤残存的有活力的细胞对营养和氧气的摄取，导致创面加深。

♦ 烧烫伤早期水肿的治疗：可以用冷疗。创面冷疗很早就被证明能够减轻水肿、加速创面愈合。局部应用的冷疗方式有冰袋、冰垫冰敷，冰水浸浴，冰块按摩以及低温湿敷等。

♦ 抬高肢体：患肢高于心脏水平有助于减轻早期水肿，但是单纯抬高肢体对预防水肿的作用有限，需结合其他治疗。抬高肢体可以加强静脉和淋巴回流，减少组织水肿，一些特

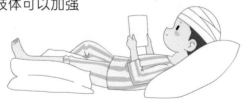

殊患者（如动脉有阻塞性疾病）不能采用抬高位。

● **按摩及淋巴引流术**：淋巴引流术指使用比较轻柔的压力作用于水肿组织，以增加淋巴管与淋巴结的重吸收。该技术在炎症期应从受到创伤的肢体远端向近端按摩，可促进液体回流以防炎症加重；在纤维形成期和成熟期，能减少水肿的复发。

按摩是烧烫伤康复期较常使用的手法，采用特定的手法按摩，能有效减少瘢痕局部毛细血管形成，减少瘢痕营养供应，减轻局部水肿。

● **主动运动**：应从出现紧缩的愈合皮肤开始，活动要遵循由小到大和循序渐进的原则，活动范围逐渐扩展到疼痛部位。烧烫伤早期以创面保护为主、肌力锻炼为辅，同时维持患肢于功能位置或抗挛缩位置即可。烧烫

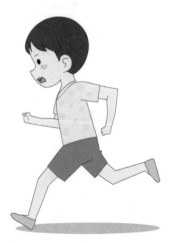

伤 7～10 天后，针对关节部位功能即可开始幅度由小到大的活动，下肢可在弹力绷带保护下逐渐开始由坐到站立而后行走的功能锻炼。后期及瘢痕形成期在弹力绷带保护下做主动运动锻炼；如果条件允许，可以做剧烈运动，过程中则不可穿戴弹力绷带。

♦ **压力治疗**：一般是指绷带加压或压力衣加压，压力治疗最好每天持续 20 小时以上，除非更换压力衣、进行剧烈的康复锻炼或清洗皮肤时取下。治疗时间一般在半年以上。

2. 饮食护理

除了在患者受伤初期或因腹胀、手术等特殊原因需禁食外，为了促进伤口早日愈合，应鼓励患者摄取高蛋白、高热量、高维生素及适量脂肪的营养饮食，如鱼肉、红肉、鸡蛋等。多数患者常因身体不适或个人情绪等问题影响食欲，无法摄取足够的营养，这个时候家属就要依患者平时喜好的饮食来制订食谱，尽量提高患者的食欲。注意，要绝对禁止患者吸烟、饮酒。

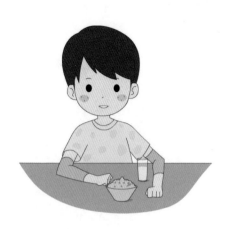

3. 供皮区护理

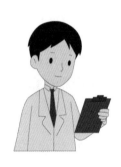

如果供皮区在四肢，术后要抬高相应的肢体，保持供皮区的敷料清洁，观察有无渗血、渗液，注意有无臭味，注意肢体的血液运输和循环状态，如发现有任何异常情况请及时联系医护人员。头皮及躯干等处的供皮区在 3 ~ 5 天后常采用半暴露疗法，半暴露供皮区不宜用手抓摸，可在 2 天后用红外线烤灯照射，促使创面干燥。

4. 植皮区护理

植皮的区域即是受伤区域，恢复起来相对困难，护理的方法较多，家属需要有耐心。

🔻 密切观察外敷料是否有渗血，注意四肢末端的血液运输和循环情况。如果敷料渗血不止，植皮区疼痛、周围红肿，体温升高，四肢末端青紫、苍白等，应及时告诉医生进行处理。

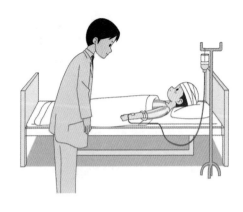

♠ 四肢皮肤植皮后，卧床应尽量抬高肢体，以利于静脉回流，减少局部充血，防止水肿，防止创面渗液、渗血。

♠ 术后留置的各种导管要注意维持良好的固定状态及保证通畅。

♠ 做植皮的肢体严禁测量血压、扎止血带，以免引起皮片下出血，影响皮片存活。植皮部位可以用枕头抬高，维持适当的固定支托位置。

♠ 帮助患者翻身时，不可牵拉植皮肢体，防止皮片滑动与移位，尽量用手托住肢体，帮助翻身。

♠ 若植皮区在下肢者，告诫患者不可随意下床活动，须经医生许可，采取渐进式下床活动。

♠ 若植皮区在臀部，可采取俯卧位，防止皮片受压，注意翻身。注意阴部清洁，便后用盐水浸湿棉球清洗肛周。

♠ 一般正常伤口所植的皮片会在 1 周后存活，但仍须继续以弹力套固定，并限制动作 2～3 周，以确保植皮愈合。

♠ 植皮愈合注意事项：一般术后 10 天左右可打开外敷料，保留油纱布直至皮片自行愈合后脱落，切忌将油纱布撕脱。皮肤上较干燥的敷料待干燥后会慢慢自行脱落，不可强行撕去，以免造成皮肤损伤。植皮区皮肤正常应红润，与健康皮肤一致，如皮肤颜色大片变暗，应及时通知医生进行处理。

♦ 植皮成活后，应注意创口清洁。植皮区可涂润肤霜以保持皮肤滋润。

♦ 当植皮区有痛痒感时，可用手轻轻拍打植皮区，对减轻痛痒有一定的作用。

♦ 防止暴晒或冻伤：新植皮区血液循环较差，紫外线照射易致色素沉着，要防止阳光暴晒，避免加重色素沉着而变黑；天气寒冷时，要注意保暖、防冻。

♦ 避免在过于狭窄的空间活动，防止桌子、柜子等硬物碰伤植皮区。

5. 鼓励患者做康复运动

较重的烧烫伤患者要尽早进行康复运动，以预防肢体的挛缩变形，避免因长期卧床导致的并发症，如肺炎、压疮等。初期会有医护人员定时协助患者做康复运动，随着病情的好转，家属要鼓励患者按照医护人员的指导做康复运动，包括完成自我的日常生活照顾，这是康复的重要内容，也是家属的一份责任。

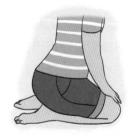
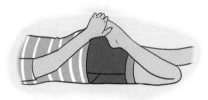

6. 给患者娱乐支持

住院久了，患者常常会焦虑不安，家属可利用见面时间或通过语音、电话、视频，给患者打气，帮助患者消磨时光，转移注意力；也可以满足患者的兴趣、爱好，如播放喜欢的音乐，购买感兴趣的书籍、杂志，用平板电脑或手机播放电视剧、电影等。家属要多沟通、多留意，在条件允许的情况下，尽可能地安抚患者的情绪。

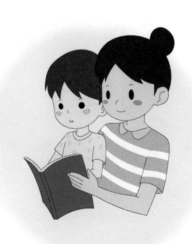

五、烧烫伤后的饮食原则

　　除了在患者受伤初期或因腹胀、手术等特殊原因需禁食外，烧烫伤后患者应尽早开始进食，烧烫伤严重的患者的热量需求为平常的 1.5 ～ 2 倍，蛋白质应占总热量的 20% 左右。先期以少食和清淡饮食为主，慢慢增加饮食量。要合理地调理饮食，营养不良会延迟创面愈合。

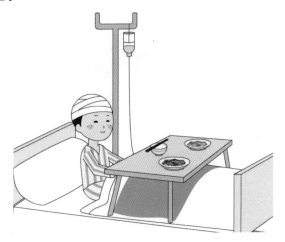

（一）烧烫伤后应多吃什么

　　1. 患者应多吃高热量、高蛋白且易于消化、吸收的

食物，如蛋类、鱼类、肉类等，特别是多喝些牛奶等易
吸收的流质食物，有利于创面细胞增长，加速愈合。

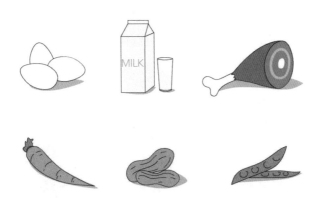

2. 患者宜多吃含锌量较高的食物，如虾皮、紫菜、
花生、猪肝等，可有效避免伤口的感染，促进伤口的
愈合。

（二）烧烫伤康复期饮食注意事项

1. 早期

患者要吃容易消化的少渣食物，如稠米汤、绿豆水
等，餐次可依胃口而调整，如果患者每餐无法进食足够
的量，可少量多餐，除了 3 次正餐外再增加点心，以补
充不足的热量和蛋白质。

2. 感染期

可选择浓缩的高热量食物，以免摄入大量的低热量食物却达不到蛋白质和热量的需求。可选择肝泥、肉泥、蒸鸡蛋等。

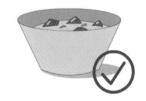

3. 恢复期

要补充足够的蛋白质与碳水化合物。每顿饭之间要加餐，晚上要加夜餐。要多吃水果、蛋类、肉类等食物。

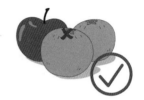

4. 少吃海鲜类食物

海鲜类食物会产生大量的组织胺，容易造成过敏和皮肤瘙痒。对海鲜不过敏的患者可以适量进食。

5. 忌油炸、烧烤食物

凡是油炸、烧烤的食物，食后容易引起消化不良。

6. 忌粗纤维食物

常见的粗纤维食物有竹笋、

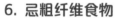
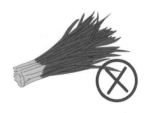

毛笋、韭菜、芹菜和菠萝等，在烧烫伤患者肠胃功能低
下时，进食这类食物后会胀气，进而影响消化。

7. 忌烟、酒、茶

香烟中的尼古丁会使血管收缩，不利于皮肤创面的
愈合。酒精会扩张血管，加速血液循环，对康复不利。
饮茶虽然补充了水分，但大量饮茶会冲淡胃液，影响机
体对蛋白质的吸收。另外，烧烫伤患者在发热时也不宜
饮用茶水，因为茶水中的茶碱能升高体温，从而降低解
热药的作用。

> **温馨提示**
> 如果患者手部被烫伤，手部功能已恢复，
> 能完成独立进食，应鼓励患者独立进食，因为
> 这也是手部功能训练的一项重要内容。

（三）菜谱

烧烫伤患者对于食物的要求具有特殊性，营养搭配好
能够促进伤口愈合。也许你正在发愁如何搭配出合适的菜
谱，以下列出的7个菜谱仅供参考，希望能够抛砖引玉。

菜谱一

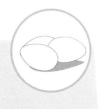

早餐：馒头、牛奶 / 豆浆、煮鸡蛋、
凉拌小菜。

中餐：米饭、香菇油菜、红烧鸡块、丝瓜汤。

晚餐：绿豆百合粥、白菜猪肉包子、炒土豆丝。

菜谱二

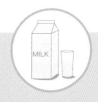

早餐：粗粮窝头、牛奶 / 豆浆、卤
蛋、凉拌小菜。

中餐：米饭、肉末茄子、酱牛肉、鸭肉海带汤。

晚餐：干煸豆角、绿豆小米稀饭、豆沙包、萝卜炒
肉丝。

菜谱三

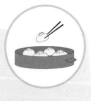

早餐：牛肉包子、牛奶 / 豆浆、咸
鸭蛋。

中餐：馒头、黄豆烧牛肉、干煸四季豆、紫菜鸡
蛋汤。

晚餐：炒面、清炒菠菜、冬瓜排骨汤。

菜谱四

早餐：花卷、牛奶／豆浆、煮荷包蛋、酱黄瓜。

中餐：米饭、香菇肉片、糖醋鱼、白萝卜海带排
骨汤。

晚餐：猪肉馄饨、葱花鸡蛋饼、豆角炒肉丝。

菜谱五

早餐：素菜包子、牛奶／豆浆、煮鸡
蛋、火腿、凉拌小菜。

中餐：米饭、西红柿炒鸡蛋、宫保鸡丁、香菇青
菜汤。

晚餐：荠菜猪肉包子、苦瓜炒鸡蛋、肉末烧豆腐。

菜谱六

早餐：三明治或全麦面包、牛奶／豆浆、煮鸡蛋、
火腿。

中餐：米饭、红烧鱼块、黄豆芽炒胡萝卜、香
菇汤。

晚餐：馒头、小米粥、凉拌蔬菜、鱼香肉丝。

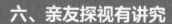

菜谱七

早餐：花卷、牛奶/豆浆、煮鸡蛋、
　　　土豆丝小菜。
中餐：米饭、黑木耳黄瓜炒鸡丁、糖醋里脊、南瓜
　　　红枣粥。
晚餐：西红柿鸡蛋面条、海带排骨汤。

六、亲友探视有讲究

　　亲友的探视是绝大多数患者每日期待的，家属在探视前需要了解这些知识：烧烫伤者在失去皮肤的屏障作用后，抵抗力会大大降低，甚至连存在于空气中或水中的普通细菌都可能造成患者感染，感染的危害前文已有叙述。因此，较严重的烧烫伤者需要住在隔离的病房内，并限制家属探视，使患者伤口受感染的概率降低，促进早日康复。

　　当患者病情好转，可探视时，探视的人员务必遵守下列规则。

　　1. 请遵守各医院规定的访客规章制度，严格按照探视的时间、次数及人数进行探视，有访客通道的医院，尽量利用访客通道探视患者。

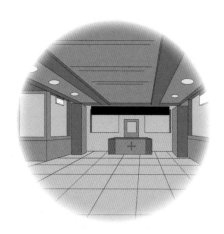

2. 探视期间，禁止吸烟，不得在医院内大声喧哗、吵闹。

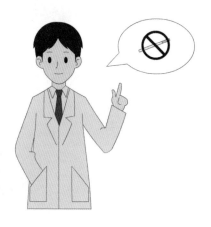

3. 一般亲友是不允许进入隔离病房的，若一定要进入隔离病房，请探视的亲友联系相应的医务人员，先更换烧烫伤中心内专用的拖鞋或穿鞋套，并洗净双手，穿戴好隔离衣帽，然后才可进入。探访者不能随意在不同患者的房间内走动，以免引起住院患者间的交叉感染。

4. 亲友进入病房探视时，不要坐在患者的床上；不能打开伤口外的包扎物；不能用手或身体接触患者的伤口及敷料，以避免引发感染。

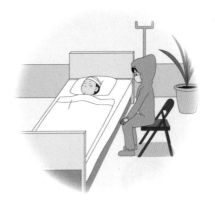

5. 带给患者的物品或食物，应先清洗干净，并注明患者的姓名与床号，避免与其他患者混用。

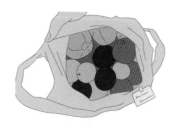

6. 亲友勿带鲜花到病房。
第一，鲜花容易滋生细菌，有
引起患者感染的隐患；第二，
花粉可引起过敏，如患者出现
过敏反应，可能会让医务人员
误认为是药物过敏，对患者的
治疗不利。

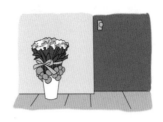

7. 患有传染性疾病的亲
友，不得进入烧烫伤病房探
视，以免传染给患者。如果患
有普通感冒，进入医院前，务
必戴好口罩；如果是流行性感
冒，则需先自行隔离，疾病痊
愈前不得外出探视。

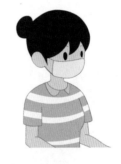

8. 亲友探视结束时，走
出烧烫伤中心后再脱去隔离衣
帽，换回自己的鞋子。

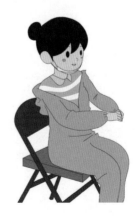

第四讲

烧烫伤恢复的敌人
——瘢痕

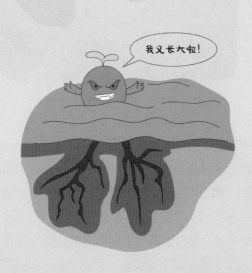

一、什么是瘢痕和增生性瘢痕

一般而言，只要是正常组织遭受伤害重新愈合后，由过多的纤维组织取代了正常组织便是瘢痕，瘢痕是人体受到创伤后在其修复过程中的必然产物。增生性瘢痕指的是纤维组织过度生长且结构异常，导致瘢痕肥厚的现象。

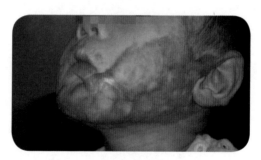

瘢痕增生

增生性瘢痕多发生在烧烫伤深Ⅱ度及以上创面愈合后，增生性瘢痕表现为突出皮肤表面，外形不规则，高低不平，潮红、充血，质实韧，有灼痛及瘙痒感。瘢痕增生会持续一年或更久时间才趋于稳定。

烧烫伤后容易出现增生性瘢痕的情况有如下几种。

1. 深Ⅱ度及以上烧烫伤，愈合后易出现瘢痕增生。

2. 创面愈合时间在 14～21 天，约有 1/3 患者会出现瘢痕增生；超过 21 天愈合的患者，出现瘢痕增生的概率上升至 78% 左右。

3. 创面感染会延长愈合时间，容易出现瘢痕增生。

4. 皮肤张力大的部位容易出现显著的瘢痕增生。

5. 儿童、青壮年发生瘢痕增生的概率高于老年人。

如有上述几种情况，一定要重视瘢痕的预防。瘢痕预防的方法很多，目前最常见的是压力治疗以控制瘢痕增生。

二、预防瘢痕，到底有多重要

瘢痕可以说是烧烫伤康复的最大敌人，一定要给予积极的预防措施。有的人会问，如果未及时预防瘢痕，会是什么后果呢？

给大家举一个真实的案例：苗苗，一个活泼可爱的小女孩儿，在 2013 年 4 月不小心被开水烫伤左腿。从创面开始愈合，到孩子的腿被增生的瘢痕一步步蚕食，看到下面这组照片的人无不为之震撼并痛惜。

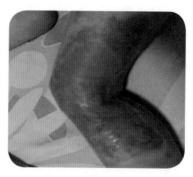

这是苗苗烫伤愈合后 2 个月时的状况，此时，皮肤红润，瘢痕刚刚开始出现增生

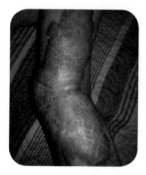

过了 4 个月，瘢痕处于疯狂生长中

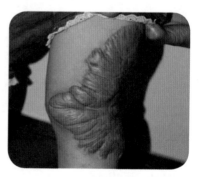

又过了半年，瘢痕像魔鬼一样更加肆虐；一年左右，瘢痕已经增生到了非常严重的程度

假如苗苗在创面愈合初期接受科学、有效的瘢痕预防措施，她的瘢痕就不会出现如此严重的增生，后续需要面临的许多治疗问题也就无从谈起。

温馨
提示： "瘢痕预防胜于治疗"，这一瘢痕防治理念
每一位朋友都应该知道，需要积极推广，以造
福更多患者。

三、压力治疗，预防瘢痕的利器

在烧伤、烫伤愈合后，通过在创面愈合部位使用医
用压力衣、压力垫，可以在一定程度上预防和控制皮肤
出现瘢痕增生，以及延缓瘢痕增生、发展。压力治疗是
对已经形成瘢痕增生的部位或有潜在瘢痕增生危险的部
位穿戴设备以施行压力的治疗方法，加速瘢痕的软化和
成熟，预防瘢痕增生。研究证实，早期外在持续、均匀
的压力施于未成熟的瘢痕上，可减轻组织肿胀，使纤维
的生长和排列趋于正常，进而促进瘢痕成熟。因此，穿
着压力衣可使瘢痕变得比较平、薄、柔软，颜色也会比
较浅，瘢痕的疼痛和瘙痒感会减轻，并能改善水肿，减
少四肢充血状态，也能给新生皮肤一层保护，同时配合
每日康复运动预防瘢痕增生，还能预防关节挛缩和畸形。

（一）压力治疗的注意事项

1. 伤口愈合后就要开始穿压力衣，如果创面小于 1 元硬币的面积，又不在关节部位，可以在创面处上药并用纱布覆盖，然后开始穿压力衣；若有些部位没有愈合，可先在痊愈的部位穿戴，不需要等所有创面全部愈合后一起穿。

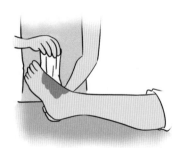

2. 未愈合的伤口，皮肤破损有渗出者，在穿压力衣之前，应用敷料覆盖，避免伤口感染和弄脏压力衣。

3. 穿戴压力治疗制品前应保持皮肤清洁，如使用油类滋润乳液，应等 10 分钟左右，待乳液油脂被吸收后才可穿戴压力衣；如果滋润乳液涂抹量较大，等待 20 分钟后，用干净的纸巾轻轻擦拭皮肤表面的油脂，然后才可穿戴压力衣，以防残留的油脂破坏压力衣弹性。

4. 在压力衣治疗期间可配合使用抗瘢痕药物、瘢痕贴。

5. 每个部位的压力治疗制品应配2套或3套，以备每日替换和清洗。

6. 压力衣应每日清洗以保证足够的压力。

7. 清洗压力衣时应使用中性洗涤剂，忌过分拧绞或使用洗衣机洗涤；要平铺阴干，不要挂起，忌高温熨烫及阳光暴晒。

8. 弹力绷带从肢体远端向近端缠裹，压力以不影响远端肢体循环、不引起肢体肿胀为宜，压力可随适应情况逐渐加大，一般来说，松紧度以能伸进2~3横指为宜。

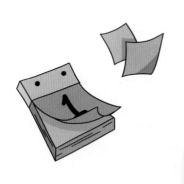

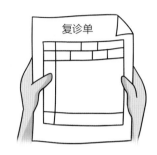

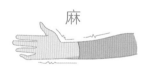

9. 应定期复诊以检查压力衣的压力与疗效，及时调整压力衣的压力与尺寸，保证压力衣的治疗效果。例如，当压力衣变松时，应及时进行压力衣收紧处理或更换新的压力衣。

10. 压力衣的压力要适当，过大的压力会造成额外的伤害，如破皮、起水疱或肢体末端水肿等，另外还可能造成指/趾端发绀、麻痹的现象，如果有这些情况发生说明压力衣需要修改。

11. 在压力治疗过程中，如果治疗不当可能出现瘙痒、皮肤敏感、皮肤损伤及肢端水肿等，儿童还可能影响身体发育。穿着压力衣后如有不适、起水疱或过敏等现象，若情况非常轻微是可继续穿戴的，起水疱的部位可内衬纱布，一般2周左右症状能减轻或自行缓解；若出现水疱增多、创面扩大现象请暂停穿着压力衣并咨询治疗师。

12. 停止压力治疗的标志是瘢痕充血消退，瘢

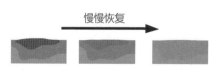

慢慢恢复

痕变平、软化、弹性良好，瘢痕色泽接近周围皮肤，压力治疗持续时间为 1～2 年甚至更长。

（二）儿童使用压力衣的注意事项

预防和治疗儿童瘢痕增生，压力治疗是主要方法，因为压力衣透气性不佳、儿童皮肤娇嫩等因素，儿童使用压力衣发生皮肤浸渍的概率大于成年人。压力衣的制作要求量体裁制，每日需检查皮肤有无破损。小儿生长发育速度较快，体重、身高增加，应及时更换压力衣，保持足够压力。

需引起注意的是，儿童长期使用压力衣，尤其是压力值和剪裁设计不当时，可能影响局部生长发育，如长期佩戴面罩或下颌套，可能导致下颌骨发育异常，产生鸟面畸形等并发症。针对上述问题，一方面密切观察，另一方面多与专业康复人员沟通，及时调整。

儿童压力衣

（三）压力衣的穿着方法

1. 压力衣一定要从末梢先穿，否则易产生水肿。如下半身先穿脚套，再穿裤子；上半身先穿手套，再穿袖套，最后再穿上衣。

2. 穿压力衣之前若涂抹乳液，须等待乳液在皮肤表面吸收后才可以穿；如果有残余创面，必须将创面盖上干净的纱布或其他敷料后才可以穿。

3. 手臂和脚部在穿压力衣之前可先穿一层丝袜，目的是减少摩擦，穿好丝袜后可先套一层塑料袋或者专门的压力衣穿戴辅助工具，目的也是减少摩擦，这样穿袖套、腿套或裤子时可以很轻松。

（四）手和上臂压力衣穿戴的方法

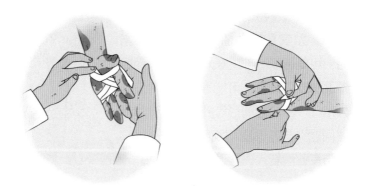

若有加强压力的填塞物或压力垫要先放好

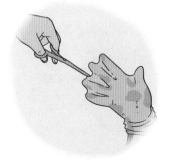 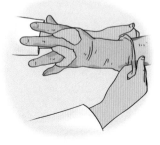

丝袜剪洞后穿上，可利用丝袜固定填塞物或压力垫

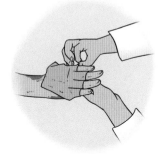 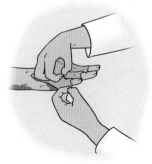

先将手套穿上，手指对好拉进，要将手套穿进指缝，不可留空隙

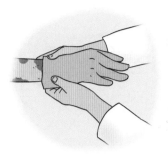
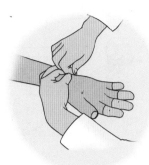

拉链下的垫布要摆平，拉链要拉靠近才往上拉合，这样拉链才不
易被损坏

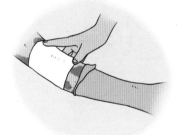
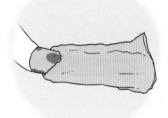

细嫩的皮肤可以在丝袜内盖一层纱布以保护，再套上薄塑料袋

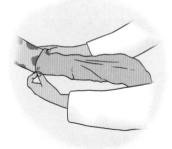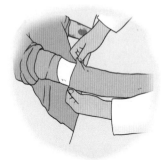

将袖管套上，要把手整个露出来后再往上拉，拉到位置后就可将
薄塑料袋抽出

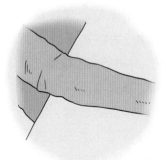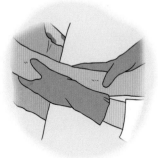

压力衣穿好后不要有皱褶，可戴上橡皮手套，将皱褶拉平

四、瘢痕的常见情况与处理方法

（一）瘢痕瘙痒

一般情况下，新愈合的皮肤会有瘙痒的情况，有些时候瘙痒会让人难以忍受，且越抓越痒，我们需要了解缓解瘙痒的方法，顺利度过此时期。

1. 切记，感到瘢痕瘙痒时勿乱抓或者磨蹭患处，否则会导致皮下淤血，产生水疱，形成新的创面。

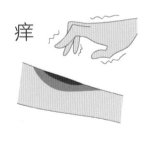

痒

2. 创面可涂润肤膏、按摩油或去疤药膏等滋润皮肤，并进行局部按摩。

3. 夏季局部采用冰敷可使瘙痒症状缓解，常用的方法有用冰水或冰袋局部贴敷，温度控制在 5℃，每次冷敷 30 分钟，室内可装空调以降低环境温度。另外，温水冲浴或轻轻拍打患处等方法均可以缓解瘙痒症状。

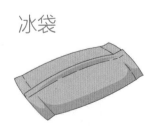

冰袋

4. 外用瘢痕贴、穿压力套或弹力绷带，每日加压包扎，坚持 1~2 年（小儿需坚持 10 个月以上），以预防或减轻瘢痕增生，使瘢痕充血减少，减轻痛痒。包扎前可涂去疤膏，使用时避免擦破皮肤，如有皮肤破损，立即停止使用，愈合后再用。

5. 尽量避免一切不利因素对患者的刺激，如尘埃、吸烟、晒太阳、出汗、剧烈运动等。同时嘱咐患者注意皮肤的清洁和保养，穿棉质宽松的衣裤。

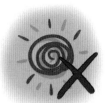

6. 指导患者根据自身兴趣进行一定的娱乐活动，如看电视、聊天、上网、读书、散步等，转移注意力以缓解瘙痒症状。

7. 可以带着患者到医院进行药物治疗，或采取激光、射频、超声波等物理治疗，治疗瘢痕的同时缓解痛痒。

（二）瘢痕按摩

烧烫伤后新生皮肤比较脆弱，容易干燥和裂开，要在皮肤上涂抹润肤霜或润滑油，并进行按摩。按摩可以软化纤维组织和放松已经挛缩的软组织，按摩时应避免过度摩擦皮肤，否则容易产生水疱。按摩可以每天 2~4 次。通常在植皮手术伤口愈合后的 2~3 个星期，就可以在皮肤痊愈处按摩（要在医生或者治疗师的指导下进行）。

方法：用手掌根部或以大拇指指腹处为基点，以垂直按压打圈的按摩方式按压一个部位。按摩时皮肤表面不要产生摩擦，力量作用在皮下，尽量通过按摩给出的压力减少瘢痕组织的血液供应，控制瘢痕增生的速度。每个部位按压停留5秒左右，再向下一个部位继续按压，不可搓揉产生摩擦力，避免起水疱。按压瘢痕时需要将弹力绷带或者压力衣脱下。

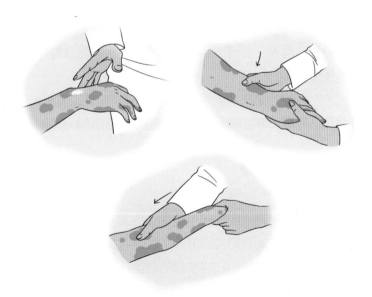

瘢痕按摩示意

（三）瘢痕防晒

对于烧烫伤康复后所形成的瘢痕而言，防晒是非常重要的。正常的皮肤经过紫外线照射变黑后，一段时间会慢慢恢复到原本的肤色，但烧烫伤的瘢痕晒黑后肤色无法复原，会与周围的正常皮肤形成明显色差，影响美观。当天气转暖时，日晒的时间和强度增加，防晒就显得尤为重要。那么，应该如何防晒呢？

1. 物品遮挡

屋内阳光强烈时，应及时拉上窗帘；外出时应戴帽子，穿长袖衣，打遮阳伞，遮盖皮肤。

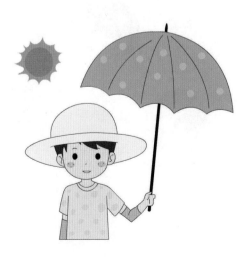

2. 涂抹防晒品

对于烧烫伤新愈合的皮肤，要选择不会引发过敏的防晒品，可以先在正常的皮肤处涂抹一点儿，试试是否会过敏。防晒系数的选择视当天的活动地点、活动内容而定，如去海边玩水或进行其他会出汗的户外活动，宜选择系数为 SPF50 或 PA+++ 的防晒品，至少 1 个小时补充使用 1 次；如果是普通外出、逛街等，宜选择系数为 SPF30 或 PA++ 的防晒品，同样是至少 1 个小时补充使用 1 次。目前有专属于面部和身体使用的防晒产品，届时酌情选择适宜的产品。

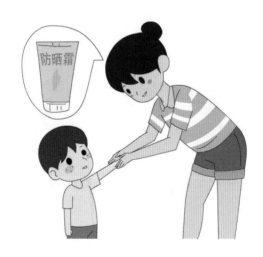

（四）瘢痕起水疱

1. 瘢痕起水疱的原因

①压力衣、弹力绷带加压不均匀或压力过大；②由于瘢痕皮肤瘙痒，过分地摩擦和抓挠。

2. 水疱的处理

小的水疱会随着肿胀减轻自行吸收，无须处理。

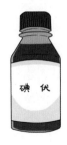

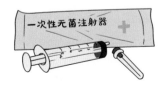

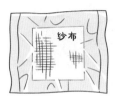

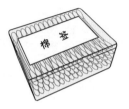

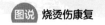

大的水疱用碘伏局部消毒后，用无菌注射器抽吸水
疱液，或用针头在水疱的最低位刺破表皮放出水疱液。

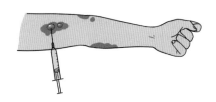

然后，用无菌棉签轻轻挤压，使水疱液在低位充分
流出，同时保留水疱表皮。若水疱表皮完整，则外用碘
伏后用纱布包扎；若水疱表皮破损，则外用抗炎软膏。
可以用无菌敷料包扎，也可以暴露创面，用电吹风吹或
烤灯照射促进创面干燥，做到以上步骤，水疱很快就能
结痂、干燥而自愈。若水疱已被污染，造成感染，应及
时就医。

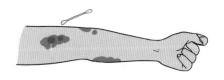

水疱的处理

（五）增生性瘢痕常用的治疗方法

1. 手术治疗

增生性瘢痕的特征是瘢痕增生与挛缩导致所在部位组织与器官的移位、变形，乃至容貌缺失与功能障碍。手术的目的是切除瘢痕、松解挛缩，恢复受累部位的正常组织学结构和解剖关系。

2. 药物治疗

对于增生性瘢痕，可使用的药物有很多，应用方法主要为瘢痕内药物注射、局部外用及口服等。

3. 放射治疗

对于增生性瘢痕，临床应用的放射性治疗有浅层 X 射线治疗、β 射线治疗及电子线照射治疗等。放射治疗在增生性瘢痕形成的早期阶段实施效果比较好。

4. 光电治疗

光电治疗已成为瘢痕治疗的重要技术，贯穿于烧烫伤后的各个时期，具有微创、简单、安全等特点，在控制增生、软化瘢痕、改善功能上有一定的疗效。常用的光电设备有 3 类：血管靶向光电设备、剥脱性点阵激光及非剥脱性点阵激光。

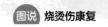

5. 非手术原位综合治疗

此疗法为根据瘢痕的特点和状态制订的综合治疗方案，采用药物注射、物理治疗、激光、浅层射线等多种方法相结合的医疗技术。

第五讲

对于烧烫伤，更重要的是康复

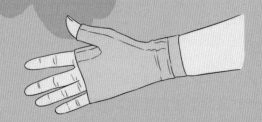

一、为什么要重视烧烫伤康复

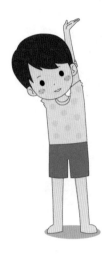

　　如果烧烫伤程度超过浅Ⅱ度，无论有无植皮，都可能会有瘢痕，而大面积的烧烫伤，经常会出现瘢痕挛缩，进而造成肢体功能障碍，失去处理日常生活的能力。所以，对于烧烫伤，更重要的是康复，要引起足够的重视。

（一）烧烫伤康复能解决哪些问题

　　对于烧烫伤康复能解决的问题，大致归结有如下6点。

　　1. 因长期制动造成的关节活动度下降。

　　2. 因烧烫伤深度创面造成的皮肤状态改变及瘢痕增生。

　　3. 因瘢痕或制动后软组织挛缩造成的关节畸形。

4. 因长期制动造成的肌肉萎缩、肌力下降、耐力下降、心肺功能下降。

5. 因肢体残障造成的日常生活活动能力下降。

6. 烧烫伤后伴随的躯体不适如疼痛、瘙痒、睡眠障碍等，以及其他影响心理健康的因素。

什么叫"制动"

制动就是限制活动，是临床和康复治疗时传统的保护性治疗措施，以减少体力消耗或脏器功能损害，帮助疾病恢复。制动包括卧床休息和局部固定，例如，骨折对好位后就要求制动，以利于骨折处修复、生长。烧烫伤患者有些受伤部位需要制动，以便伤口快速愈合，另外有些制动体位还可以避免肿胀加重。

（二）烧烫伤康复的目标

1. 早期目标

维持并逐步增加未受伤及受伤部位关节的活动范围；减轻水肿、疼痛，改善关节活动度、肌力、耐力，预防挛缩，减少瘢痕增生。

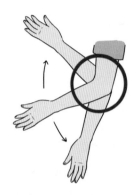 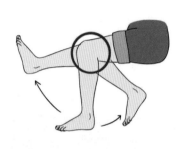

2. 长期目标

改善关节肌肉力量，提高运动能力、灵活性、协调性，逐步恢复身体的移动、行走能力，日常生活活动能力以及工作能力。

可参照的离院标准：能独立完成站立、行走、就餐、如厕等日常活动，实现基本自理。

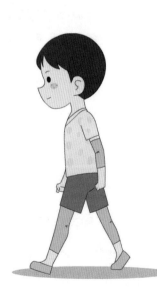

3. 终极目标

实现烧烫伤患者良好的家庭和社会回归。通过康复治疗，使患者尽可能回归到伤前的生活状态，拥有独立完成日常生活的能力和相应的学习、工作能力；拥有更好的外观以及良好的创伤后心理适应。

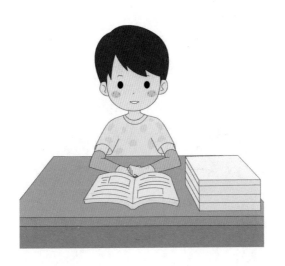

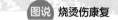

二、矫形器和支具，了解一下

（一）矫形器

1. 可能发生的畸形

烧烫伤如果较重，可能会因为瘢痕或制动后软组织挛缩造成关节畸形，烧烫伤可能发生的肢体畸形有如下几种。

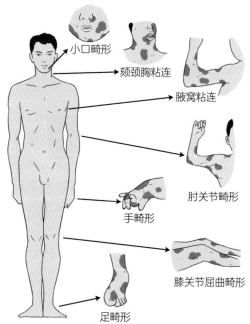

小口畸形

颏颈胸粘连

腋窝粘连

肘关节畸形

手畸形

膝关节屈曲畸形

足畸形

2. 使用矫形器可达到的 6 个目的

⬦ 协助保持关节功能位和抗挛缩位。

⬦ 维持和扩大关节活动度。

⬦ 预防和纠正瘢痕造成的关节挛缩和肢体畸形。

⬦ 固定、保护制动部位。

⬦ 减轻水肿和疼痛。

⬦ 增强肌肉力量。

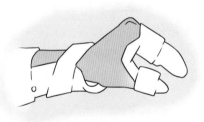

矫形器示意图

3. 矫形器使用的注意事项

⬦ 患者每次穿戴矫形器前要检查矫形器有没有松动，穿戴的肢体部位有没有破损和红肿的现象，如发现以上现象需及时找医生处理。

⬦ 患者或者家属要掌握正确的穿戴方法和穿戴程序。

⬦ 若患者有严重畸形需要矫正，每天除治疗、换药、洗澡的时间外都要佩戴矫形器。

♦穿戴矫形器后要随时观察肢体有无肿胀现象，皮肤颜色有无发白、发紫的异常现象，特别是最初的穿戴阶段时要仔细观察症状，如有异常及时调节固定带或松解矫形器。

♦记录佩戴矫形器的时间，提醒患者每月返院复查，随着病情的好转进行调整和修改或者更换。

♦用清水（热水不超过 40℃）、肥皂液定期清洗。

♦请勿自行修改矫形器。

♦请勿让矫形器接触高温物品或置于高温环境，避免变形影响治疗效果。

（二）支具

1. 支具的作用

支具是一种塑胶支架，可以将肢体固定在功能位置，以起到预防或矫正挛缩的作用。

2. 支具的使用

在急性期，若患者意识不清或无法配合做正确的摆放姿势时，需要使用支具；Ⅱ度、Ⅲ度烧烫伤的患者，伤口如在关节附近，使用支具可预防一般的不良姿势，避免关节挛缩；植皮手术后，使用支具对于手术位置的保护固定以及早期瘢痕挛缩的矫正重要性较大。

3. 注意事项

由于患者每日的水肿状况会有变化，敷料常有增减，所以应随时检测支具的合适度并加以修改。

4. 烧烫伤部位与建议的支具

具体使用哪种请见下表。

烧烫伤患者的支具使用	
部位	建议的支具
头部	头部伸展支具（保持后仰姿势）
肩膀、腋下	飞机型支具（保持腋下外展姿势）
手肘	手肘伸直支具（保持手肘伸直姿势）
手部	手功能性支具（保持手功能姿势）
膝部	膝伸直支具（保持膝伸直姿势）
足踝	小腿防垂足支具（保持踝关节中立位姿势）
口鼻	扩张型支具（维持口鼻组织适度张开）

5. 几种支具示意图

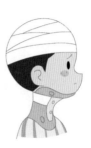

🔹利用颈部伸展支具来保持后仰姿势。

🔹利用扩嘴支具维持口唇张开，预防挛缩。

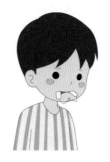

♦ 用足托防止足下垂。

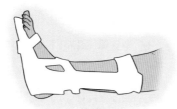

♦ 手指分指板：防止指间粘连、增生，抑制指间关节瘢痕增生，防止形成爪形手。

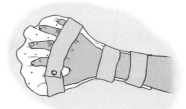

三、烧烫伤后的体位摆放很讲究

皮肤在烧烫伤后的愈合过程中，瘢痕会继续挛缩，而越舒服的姿势往往越容易产生瘢痕挛缩。

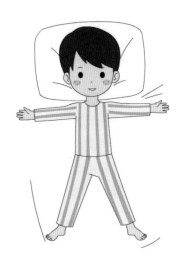

为了避免关节挛缩的产生及减轻水肿，在卧床或休息时间，肢体的摆放应在能对抗挛缩以及促进血液回流的位置。一般而言，肢体会摆成伸直、外展、抬高的姿势，可利用枕头、海绵垫及悬吊带，或调整床垫等方式，来维持正确的体位摆放。以下介绍几种常见的烧烫伤部位的体位摆放。

1. 头

休克期过后应取头部高位，以利于水肿消退，保持呼吸道通畅。

2. 口唇周围

深度烧烫伤患者在创面治疗过程中就可以开始应用小口扩张器或矫形器，预防小口畸形的发生。

3. 颈部

颈部受伤后不要左右偏转，脸朝上，颈部前方如果有烧烫伤时，不可垫枕头，可用小毛巾卷成圆柱状垫在颈部背后，以保持颈部微微向前伸展的姿势。

如果有头晕的症状出现，则颈部、背后不要垫小毛巾，必要时须就医检查头晕的原因。如幼儿无法配合，可以利用颈圈协助完成正确的摆位。

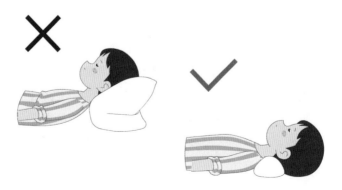

4. 上肢

肩膀抬高，手臂与身体成 90°，手掌心朝天花板，可将枕头放置于身体两侧，水平内收 15°~20°。

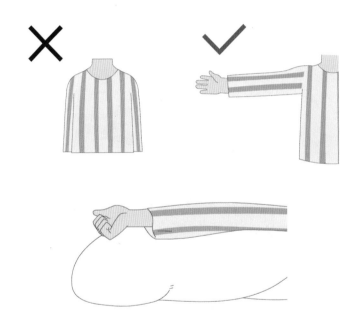

5. 肘

肘关节烧烫伤的摆位原则，应保持完全伸直的姿势。若只有手肘后面有烧烫伤时，可保持微弯的姿势。

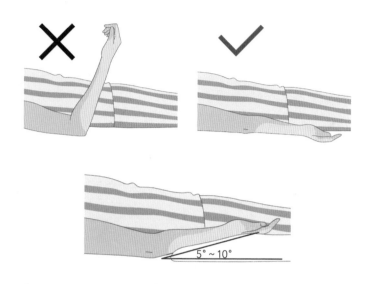

6. 髋关节

下肢放松时，容易呈现髋关节弯曲及外翻和膝关节弯曲的姿势。因此，正确的摆位是膝关节保持完全伸直，这个姿势可利用膝关节伸直矫形器来完成。用卷起的毛巾或者床单挡在腿外侧，避免脚向外翻转。

大腿内侧或会阴部有烧烫伤时，两脚需打开 10°～15°，膝关节屈曲 3°～5°，可用大枕头放在两脚之间协助摆位。

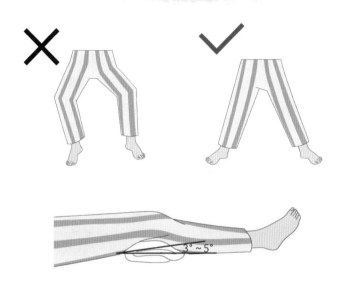

7. 手

　　使用矫形器将手腕保持与伸展的手背呈 30°～40°，
示指（食指）和大拇指关节朝掌心弯曲 45°～70°，指间
关节伸直。拇指保持在对掌的姿势，拇指的指间关节应
避免过度伸直。此姿势类似于手握杯子的姿势。

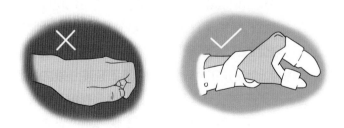

8. 踝关节

可利用矫形器让脚板与小腿垂直，即 90°。若无矫形器可用，可将足底顶床头或者床尾的床板或墙壁，足趾朝向天花板。

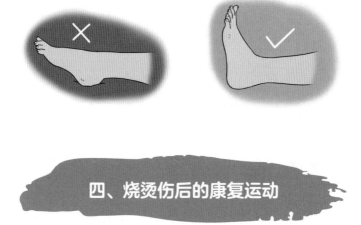

四、烧烫伤后的康复运动

在医学知识较为普及的今天，提到"康复运动"想必许多人知道，康复运动是伤病康复过程中的重要一环，对于烧烫伤康复也不例外。康复运动不仅可以维持关节的活动度、避免挛缩发生、预防肌肉萎缩及肌腱粘连，还可以促进血液循环、减轻水肿、增强造血功能，使患者保持一定的体能状态，增强患者痊愈的能力。作为患者，千万不要放弃康复运动，即使会很痛苦也要忍耐和坚持，不能和照顾自己的家人发脾气。

（一）何时开始做康复运动

做烧烫伤康复运动的目的在于维持正常关节活动度及伸展瘢痕组织，以避免瘢痕挛缩与关节硬化，有助于机体功能的恢复，所以做康复运动要尽早，一般在植皮后的10天左右便应开展。对于烧烫伤，千万不能错过康复的黄金期，即使手和脚肿得像个包子，也要动起来。

（二）康复运动的原则

1. 做伸展运动至最大角度，若感到紧绷或微痛时，要将此姿势维持10～15秒，这样才有较好的伸展效果。

2. 每个关节每轮运动做15～20次，每日至少做3轮。

3. 将肢体放在对抗瘢痕挛缩的方向，并预防畸形的产生。

4. 正确的体位摆放要贯穿在烧烫伤治疗的整个阶段，不仅在住院期间要注意，出院后仍要继续坚持。

5. 烧烫伤后的皮肤比较脆弱，不恰当的运动可能会加重损伤，过度活动会导致表皮松动、分离，容易起水疱，应引起注意。

6. 如保证做的是恰当的运动，起小水疱不可怕，很快就会吸收愈合，恢复机体功能更重要，不要随意停止

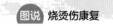

康复运动。

7. 除固定的康复运动外，患者能自理的日常活动也应该自己动手，这样有助于肢体的功能锻炼。日常生活中，患者还应该注意正确的姿势和体位，避免在瘢痕紧缩的姿势下活动过久。

（三）康复运动注意事项

1. 有心血管病史的患者和老年患者，每次运动时间不宜太久，不适合做重阻力的训练。

2. 每次运动后应有充分的休息时间来消除疲劳。

3. 主要控制阻力训练的强度、时间和频率，定期在医院复查锻炼的效果。

4. 运动的肌肉和关节应定位准确，防止被训练的不是所需的肌肉和关节。

5. 注意补充钙质。缺钙是导致挛缩的病因之一，同时也会导致骨质疏松。

6. 做阻力训练前先慢慢拉伸被训练的肌肉和关节部位，逐渐增加阻力，避免因过度运动造成肌肉疼痛。

7. 阻力训练不宜在肌肉和关节有炎症和肿胀时进行。

（四）根据烧烫伤部位选择合适的运动方法

1. 面部运动方法

◦ 动作：大幅度地紧闭双眼、皱眉、扬鼻、歪嘴、瞪眼、嘟嘴、张口。

◦ 时间：非睡眠时段每小时锻炼 1 次，每次 3 ~ 5 分钟，从住院就开始练习，一直到瘢痕成熟不再挛缩为止。

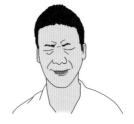

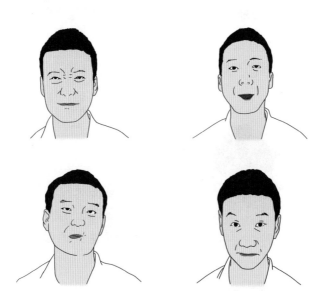

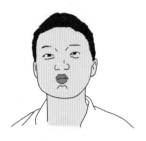

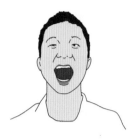

2. 颈部运动方法

颈前或胸前有烧烫伤时，颈部往后仰至最大角度。

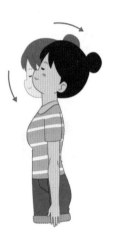

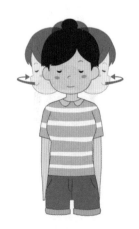

颈前及两侧有烧烫伤时，颈部分别向左右两侧偏转至最大角度再回正，反之亦然。

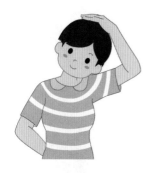

颈前及右侧有烧烫伤时,颈部向左侧偏转至最大角度再回正,反之亦然。

3. 躯干运动方法

躯干前侧(胸、腹部)有烧烫伤时,常因弯腰、驼背会促进瘢痕挛缩,应随时保持抬头、挺胸的姿势,同时可做双手叉腰的后仰、扩胸运动。

躯体右侧烧烫伤,做左侧弯的动作,反之亦然。

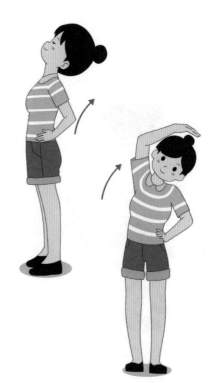

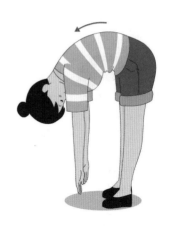

后背烧烫伤时，可站着或坐着做弯腰动作。

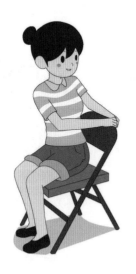

躯干前侧或后侧，或左右两侧有烧烫伤时，可坐着做转身的动作，双脚固定不动，只转上半身，上半身要尽量挺直。

4. 肩关节运动方法

肩关节 / 腋下及其邻近前胸与后背的地方有烧烫伤时，可做以下动作：面向墙壁站立或坐着，腰部距离墙面至少 20 厘米，将手抬高至最大角度靠着墙，手肘尽量伸直。

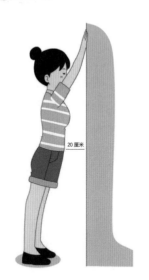

侧身靠墙站着或坐着，腰部距离墙面至少 20 厘米，将手抬高至最大角度。

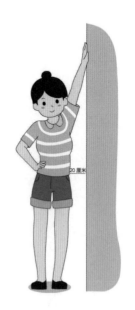

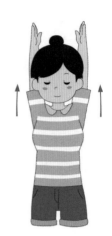

背靠墙站或者躺在床上练习，主动抬高双手，尽量朝墙壁或床面靠近，双手掌心相对。大拇指贴墙。

做扩胸运动。

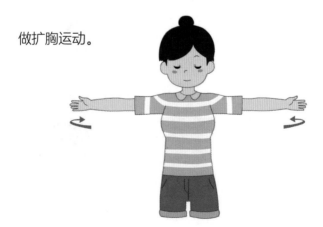

5. 肘关节运动方法

手肘后侧有烧烫伤时，可垫毛巾于桌面，借助身体的重量往前压做弯曲动作。

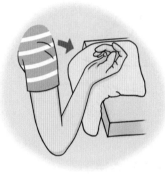

手肘前侧有烧烫伤时，可做伸直动作。

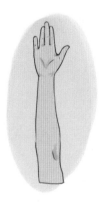

手肘前侧或者前臂有烧烫伤时，前臂翻转手掌心朝上，另一只手协助向外用力翻转。

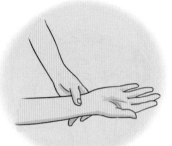

6. 腕关节运动方法

手腕背部有烧烫伤时，可在桌子上垫好毛巾，做手腕向下弯曲的动作，手背贴在桌面上。

手腕腹侧或手掌部位有烧烫伤时，可在桌子上垫好毛巾，做手腕向上弯曲的动作，手掌贴在桌面上。

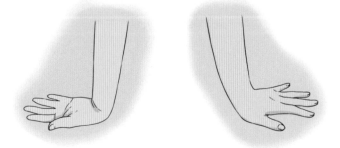

手腕双侧有烧烫伤时，做侧偏的动作伸展瘢痕。

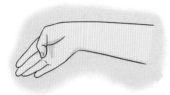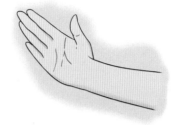

7. 手部运动方法

因为手部关节容易挛缩，所以最好每小时做一次运动。手部背侧有烧烫伤时，可做以下运动。

◢ **手背**：示指（食指）、中指、环指（无名指）、小指、掌指关节朝掌心做弯曲动作，可在桌面或墙壁（可垫毛巾）按压。

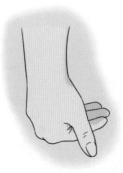

手指各关节做弯曲动作，在桌面或墙壁（垫毛巾）按压至弯曲。

做握拳动作。

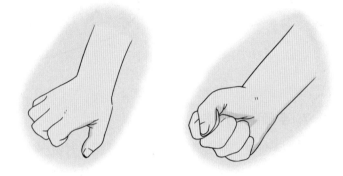

♦ **大拇指虎口外侧**：大拇指握拳，可用其他 4 指包住大拇指。

或用另一手协助将大拇指各关节弯曲。

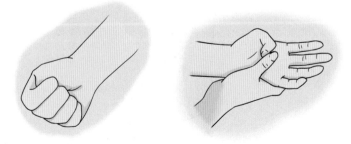

封掌动作，大拇指与小指靠近手部掌面有烧烫伤时，用手掌压桌面或墙壁（可垫毛巾），手指完全伸直。

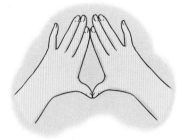

手指缝（含虎口）有烧烫伤时，可做如下图所示的运动，双手置于桌面，做虎口撑开动作，自行用手将虎口拉开。

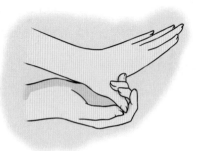

● **手指缝**：双手手指交叉互握。

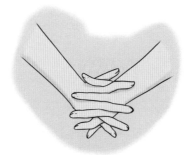

自行用手将其余指缝撑开。

手指自行张开至最大程度。

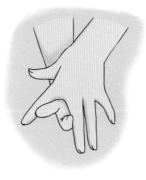
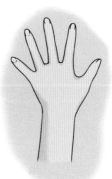

8. 髋关节运动方法

左髋关节前侧及其邻
近的上下部位有烧烫伤
时，可以以弓箭步方式，
将欲伸展瘢痕侧的脚置后
面，身体挺直，反之亦然。

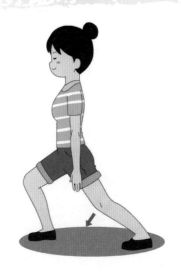

髋关节后侧及其邻近的上下部位有烧烫伤时，可做
以下运动：躺着，双手抱欲伸展瘢痕侧的脚；站着或坐
着往前弯腰。

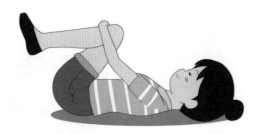

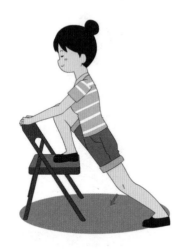

把要伸展瘢痕侧的脚（如右脚）放在椅子上，双手可扶椅背，身体向前，以弓箭步的姿势伸展右侧臀部的瘢痕，反之亦然。另外，臀部右侧若有烧烫伤时，可站着向左侧弯，反之亦然。

9. 膝关节运动方法

膝关节后侧及其邻近大腿、小腿后侧有烧烫伤时，可以做膝关节伸直的运动。坐位，患侧伸直，脚跟顶着地面，用双手将膝盖往地面压。

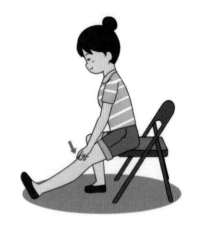

膝关节前侧有烧烫伤时，可做以下几种运动：蹲；跪；平躺，屈膝或抱膝；俯卧，小腿与足往臀部方向弯曲。

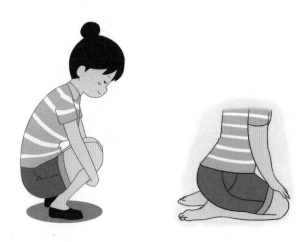

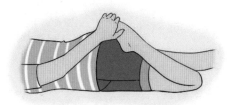

10. 踝关节运动方法

足踝前侧或足背有烧烫伤时，可主动将足底向下弯曲。

足踝后侧有烧烫伤时，可主动将足底向上弯曲。

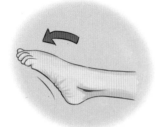 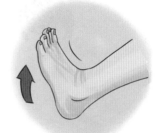

11. 足趾运动方法

足趾有烧烫伤时，平时常主动将足趾向下弯曲。

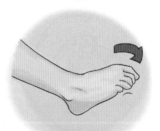

● 最好穿布鞋，避免足趾关节因瘢痕挛缩而逐渐脱位。

五、出院后的家庭护理常识

家庭是烧烫伤患者回归温暖和身心康复的地方，需要提醒大家：患者虽然出院了，但仍属于烧烫伤康复期，涉及多方面的护理和康复知识，同样不容忽视。

（一）患者的常用贴身用品要求

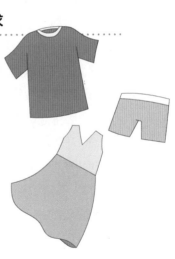

1. 衣裤是纯棉制品。

2. 裁剪要宽松。

3. 裤子用松紧带调整合适，方便穿脱。

4. 选择棉布衬里的鞋子和纯棉的袜子。

5. 内衣要选择柔软的针织品，纯棉质地，避免布纹粗糙摩擦瘢痕皮肤产生不适感。

6. 洗涤方面，不可以用洗衣粉或洗衣液，需用肥皂或皂粉洗涤，洗后需经阳光暴晒。

7. 毛巾要选择纯棉细纹的面料，每日用开水浸泡后太阳下晾晒，以减少患者感染的机会。

（二）患者的睡眠护理

1. 提供整洁、舒适、安静、安全的家庭康复环境。

2. 部分患者需要以抗挛缩的体位睡觉。

3. 晚餐以清淡、容易消化的饮食为主，不要太过油腻。

4. 晚上不喝浓茶和咖啡。

5. 睡前 1 小时不参加高强度的功能康复锻炼。

6. 睡前喝 1 杯温牛奶。

7. 睡前可以用温水洗澡或泡脚。

8. 睡前播放轻音乐。

9. 卧室温度以患者感觉舒适为宜。

10. 日间不要长时间睡觉，养成良好的睡眠规律。

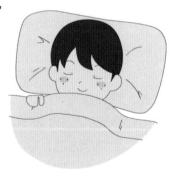

11. 不建议照顾者整晚为有瘢痕的患者抓挠、拍打，会使患者和照顾者疲惫不堪。

（三）烧烫伤创面的家居护理方法

1. 每日应淋浴或浸浴 1 次，如果有医生叮嘱不可沾水的部位则予以避让，用擦澡的方式清洗身体。水温不宜太高，否则容易使皮肤发痒。

2. 创面部位的血痂、死皮和分泌物经消毒处理后，用棉签涂上抗感染、促进伤口愈合的外用药物。

3. 创面的护理按照医生开具的药物使用，不可自行乱涂抹药物，以避免创面恶化。创面的护理要依据医生的指导按无菌原则处理。

4. 有感染的创面常会有异味，若脓液或分泌物较多，或有红、肿、热、痛时，需就医治疗。

5. 应避免外伤；勤剪指甲，瘙痒时不可过度摩擦和抓挠；小水疱形成后不能挤压，让其自行吸收或用无菌针头刺破，充分排出疱液，如破溃，可喷消毒保护剂，暴露并保持干燥，或用电吹风吹干，勿涂油性药膏，以免增加感染概率。

6. 每日数次涂抹润肤膏或润滑油（如婴儿油、凡士林、瘢痕按摩油等），以保持皮肤的滋润，不要涂抹到伤口上。

图说 烧烫伤康复

六、出院后的日常生活康复训练

患者出院后，仍然需要在家坚持做功能康复训练，家庭康复训练要从简单易行、涉及面广且综合性强的动作开始，可以达到控制瘢痕增生、防止关节挛缩以及增强肌力等效果，一步一步地争取全面康复。

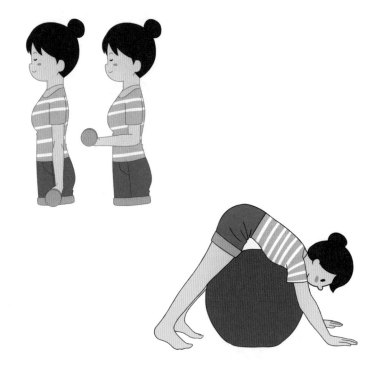

（一）康复训练需家人协助

住院时，患者和家属都会接受康复治疗师和主治医生的指导和培训，会打下一些康复训练的基础。出院前，患者和家属应该与自己的主治医生及康复治疗师仔细沟通，根据现阶段的康复情况与身体状况制订出家庭康复训练计划。记住，家人协助患者康复非常重要！患者回家后，其他家庭成员不仅要鼓励患者主动练习，还要起到监督作用，保质、保量。可以在网上购买需要的锻炼器材；也可以在家人协助下，就地取材，用"土"法制作一些简单器材进行功能训练，前提是保证器材的安全性。家庭康复训练坚持下去，可以达到医院专业康复的效果。

（二）训练项目要因人而异

如上所述，每一位烧烫伤患者都需要在医生的帮助下制订自己的家庭康复训练计划。训练项目有许多种，该做什么是因人而异的，如按摩和被动运动适用于瘢痕增生和瘢痕导致的关节挛缩；关节体操适用于改善因长期制动或卧床导致的关节功能运动障碍；站立、步行训练多用于下肢烧烫伤或截肢患者；作业活动训练可以进行编织、书法、绘画、园艺和其他受伤前感兴趣的娱乐活动等，通过以上训练，可以改进劳动技能。生活自理能力训练如穿衣、洗浴、进食、如厕、干家务等，则适用于伤后自理能力下降的患者。

（三）生活自理锻炼助手功能恢复

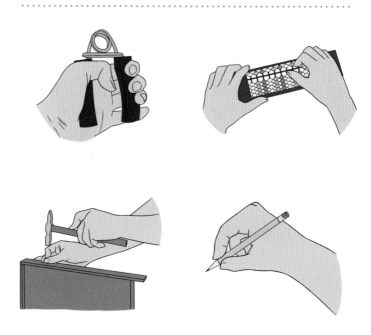

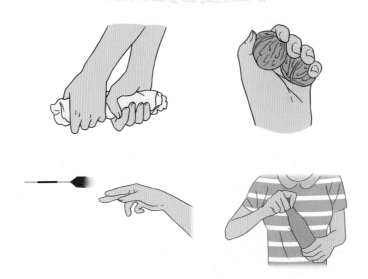

温暖
心语　康复训练虽然有些枯燥，但为了自己的健康与未来，要坚持不懈地做一连串重复的动作，不能懈怠，只有坚持下去，才可能有"毕业"的那一天。

第六讲

除了身体，心理也需要关怀与康复

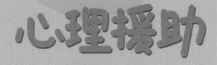

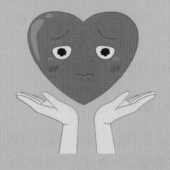

一、烧烫伤患者心理的复杂反应

（一）个人

1. 创伤后的压力症候群

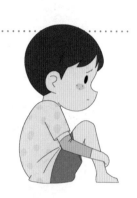

这是在经历严重的创伤后所导致的生理、心理症状。若创伤时间超过 4 个星期，对受伤情境及受伤源依然恐惧，反复回想或者梦到灾难事件，个人的警觉度、敏感度很高，情感变得麻木，对周围一切漠不关心，或是出现过度警觉、失眠、情绪失控、健忘等现象，这样的心理症状可称为创伤后压力症候群。通常这些反应只是短暂现象，是人遭受重大创伤事件后的自然反应，经过一段时间会自愈，必要时可请精神科医生协助，可用药物稳定情绪与睡眠。

2. 自我形象改变

又叫自我形象紊乱。主要表现：①不敢看镜中的自我形象，不愿触摸或尽量减少接触烧烫伤的身体部位与皮肤；②沉默、逃避，避免与人交流，甚至是避免目光

注视；③情绪紊乱，会有
愤怒、恐惧、焦虑、抑
郁、自卑甚至绝望等情绪。

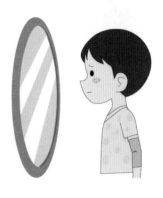

大多数患者在经过外
伤急性期后，身体受伤部
位会留下不同程度的瘢
痕，或者颜面有不同程度
的色素沉着，而穿戴压力
衣更会让患者在人群中显得与众不同，患者自我防御能
力增强的同时极度缺乏自信，这就造成了与他人的相处
困难，甚至排斥接触外界。也有的患者看到自己身体受
伤部位变形、行动不便，产生挫败感，对于无法改变的
事实，许多人会悲伤、沮丧，甚至愤怒和抱怨。要重新
接纳受伤的自己，是需要时间和勇气的。

3. 社会适应性能力下降

该能力下降主要表现为 6 点：①不接受伤后事实；
②家庭关系欠佳；③与单位同事或上司出现矛盾；④担
心预后；⑤不愿意讨论将来的计划；⑥不愿意考虑工作
安置。

烧烫伤后，在漫长而又痛苦的康复期中，如影相随
的是瘢痕增生期的痛和痒。对于严重烧烫伤的患者更是
如此，他们不仅要忍受痛和痒，还要面对自己永久性的

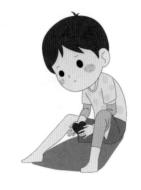

形体损毁、肢体功能和活动受限，他们不愿意讨论将来的计划，今后可能还会失去工作能力，严重的会影响婚姻、家庭及社会关系，这样的患者需要及时性、长久性的心理疏导，需要来自家人、社会各方面的关爱和支持。

4. 对漫长康复、重建手术的心理恐慌

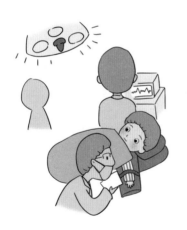

漫长而艰辛的身体康复是一段需要患者持之以恒、积极面对的过程。康复做得越及时越有效果，在最初瘢痕增生、红肿的时期，受伤部位遭受抗瘢痕药物刺激后，疼痛的感觉会让人撕心裂肺，甚至很多成年患者因难以忍受而痛哭流泪。同时，身体需要 24 小时穿着紧绷的压力衣以抗瘢痕，每天还要坚持做身体功能康复，日复一日，患者长期处在这样的情绪压力下，会出现烦躁、焦虑、自暴自弃甚至绝望等负面情绪。另外，整形手术也是患者需要面对的事实，手术会使患者回想起受伤初期的住院经历，再次陷入焦虑。以上种种，均

会对患者造成心理障碍，因而恐惧康复、手术等治疗。

当感觉陷入愤怒、忧郁等不良情绪的时候，尽量鼓励自己做喜欢的事情以分散注意力。

（二）家庭

家庭角色转变：大部分烧烫伤患者出院后，离不开家人的照顾和陪伴。烧烫伤对于患者整个家庭的影响程度并不低于患者本人，尤其对于某些患者，心里对家人会充满内疚感和负重感，家人要同时照顾患者和维持家庭生活，也是压力重重，此时若社会与家庭支持不足，则家庭功能退化，加上过重的经济负担，情况可能更加糟糕。

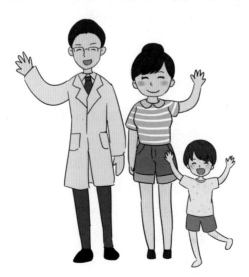

（三）社会

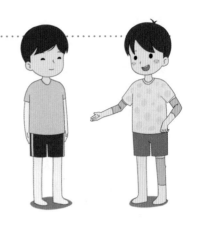

1. 人际关系的改变

大多数患者在遭受重大灾难后，离开了工作、业余活动很长时间，除去精神上的摧残，人际交往方面也会陷入困境。面对昔日的朋友，会有不少心理上的挣扎，最常见的就是避而不见，而朋友也可能因为不知如何给予患者适当的安慰显得不似从前的热情和主动。作为患者，要排除怯懦、自卑、猜疑甚至冷漠的情绪，试着向朋友传达自己的想法，不能因为这次创伤而失去原来的朋友。

2. 外界异样的目光

每个人都希望以最美好的状态出现在公众面前，作为烧烫伤患者，尤其是颜面损伤的患者，面对别人异样的目光，会变得暴躁不安。来自公众的排斥和害怕，会让患者再次受到伤害。在这里，想对大家说，每个人都有一段故事、一段心酸的经历，当我们面对烧烫伤患者的时候，不要去关注他们的外表，更应该接纳他们，敬畏他们的勇气，敬畏顽强的生命和生生不息的希望。

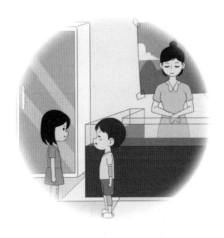

3. 求职、就业的困扰

　　烧烫伤患者的再就业问题，也是比较现实的社会问题，除了伤后身体功能遭受重创外，瘢痕所造成的外观改变也是令他们不被某些工作接纳的原因。这样的处境给他们再次步入社会工作和学习造成了不可逾越的障碍。我们建议烧烫伤患者，努力排除这些社会因素的干扰，再次树立正确的人生观和价值观，明确自己生存的意义，争取拥有一技之长，用实际工作表现得到别人的肯定和尊重，如此才能化解上述困境。

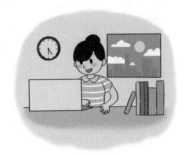

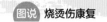

二、心理康复需家属与患者共同努力

家人的支持与协助是烧烫伤患者心理康复的重要因素，同时，患者自己也要有足够的心理支持，与家属互相鼓励。心理学中有一个概念叫作"期待效应"，意思是"你觉得事情会变好，那么事情变好的可能性就会增加，反之亦然"，患者与家属共同努力，展现出健康、积极、向上的乐观心态，心理上达到能够为彼此疗愈的境界，这样才能进入良性循环。

（一）个人调节

1. 个人力量的调试

有些患者经历烧烫伤后，可在逆境中成长，在正确看待自我与他人关系、人生价值观等方面发生一些积极的变化。在这里的"个人力量"指创伤性事件给患者造成负性影响的同时也产生正向的生存意识。反映出创伤性事件是新发现的自我效能触发点，主要表现为感觉更强大、更自信，有较好的自我形象、解决问题的能力提高和更多独立性。与此同时，烧烫伤患者还可以记录下自己的伤后历程，以日记的形式来倾诉自己的真实感受，或许会从文字中能够冷静地看待自己的遭遇，能客观地调节自己的内心，这就是个人力量的支持。

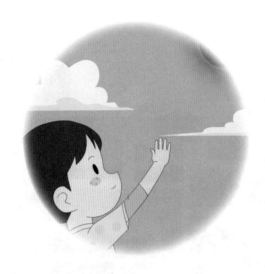

2. 面对未来，重新开始

寻找一些患者比较喜欢的杂志，让他们用一双发现美的眼睛去欣赏令人视野开阔的图片，可将图片贴在随时可以看到的地方。这些美好的图片可以提醒患者，生活中还有很多的地方从未到达，不要一味沉浸在悲伤中，要努力克服周遭的不幸；每天看看这些美图，或许未来经过努力，美好生活的缩影就在其中，一切的一切都是重新开始。

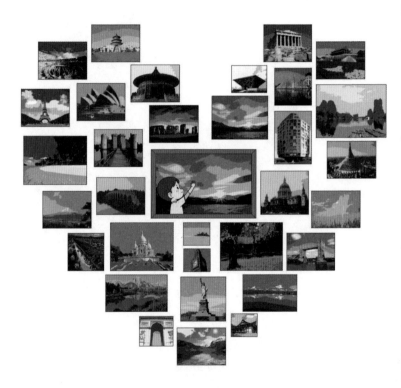

3. 放松自己，照顾自己

出院后的生活，也是新生活的开始，让烧烫伤患者多参加一些社交活动，可以认识更多的患友。每个人的背后都有一个故事，或许能在故事里看到另一个自己，积极和大家分享，便会有不一样的感受。大家彼此鼓励、关爱，在交流中找回自我，缓解内心压抑的情绪，会有效摆脱情感的阴影。

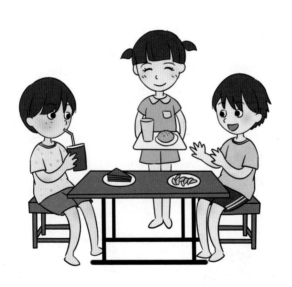

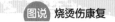

（二）家庭成员支持

1. 烧烫伤患者的康复不仅依赖于患者的坚持，也依靠其他家庭成员的努力。其他家庭成员的支持对患者的生活质量起着积极的促进作用，来自家人的彼此关心、支持、呵护与鼓励是帮助患者树立正确的生活方式、预防其他并发症的重要方法，对烧烫伤患者的心理康复具有非常重要的意义。

2. 烧烫伤患者在住院期间会得到医生与护士的精心护理，早期的心理问题一般会得到解决，而回归家庭

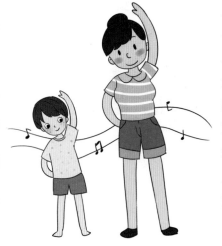

后，又可能遇到种种问题，容易消磨患者的意志力，因此家庭成员之间的爱是患者迅速恢复的原动力。所以，家庭成员要树立正确的健康观，督促患者坚持做功能康复锻炼，家人之间要彼此为患者营造一个和睦、健康、温暖的氛围。

3. 因为缺乏照顾烧烫伤患者的经验，有时家人不太知道何时协助患者，何时该要求他自己来，一切都小心翼翼。但切忌过度保护，以免造成患者过度依赖家人，延长康复时间。最好在可能的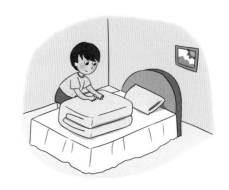范围内让患者自己完成，因为日常生活中的活动就是最好的康复，也是增强自信心和成就感最有效的方式。

4. 协助患者实现角色转变，引导患者正确面对现实，积极参加社区活动，尽早适应社会生活。

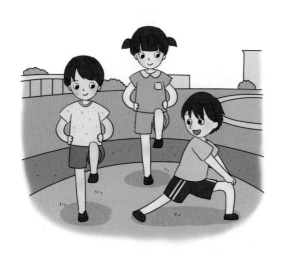

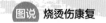

三、助力烧烫伤患者重返社会

给烧烫伤患者在康复期间提供的良性心理支持，可促进他们重新学习生活的技能和增加社会适应能力。适当的家庭成员的关爱、社会心理康复介入，有助于他们重拾生活信心，摆脱负面情绪困扰，避免与社会隔离太久而一味地情绪低迷。要让他们积极、乐观，为最终能重返社会做准备。

烧烫伤的社会康复就是采取各种有效措施帮助患者早日适应社会，让他们不仅能从心理上积极、乐观地面对生活，而且还能够经过学习和个人发展，全面参与社会生活，从而实现自身价值，完全融入社会大家庭，这才是康复治疗的最终目的。

（一）帮助烧烫伤患者回归家庭

亲人遭遇较重的烧烫伤，对家庭中任何一位成员无论是在身体上、经济上还是在精神上，都是一种严峻的考验。作为患者不妨试着在合适的机会向家人倾诉自己内心的真实想法和需求。要正确接纳自己受伤的事实，勇敢面对。在与家人相处的时候，彼此关爱、体谅，只有这样才能更快地适应和接纳突然改变的生活。家人也

可以制造一些机会给患者，让他们执行一些力所能及的
家庭任务，比如负责检查孩子功课、帮助家人做些简
单、轻便的家务劳动等，可以增强患者的自尊心与自信
心。家人还可以适当向患者介绍以往康复成功的病例，
让患者认识到康复的重要性，树立生活的自信心。

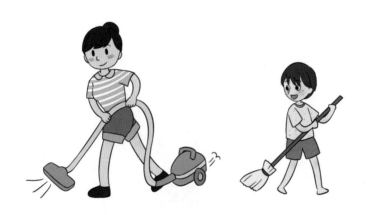

（二）帮助烧烫伤患者重返工作岗位

1. 职业康复

虽然烧烫伤严重程度不一，肢体功能障碍的情况也
不尽相同，但最终康复的目标是一致的，即通过各种康
复治疗手段（包括医院整复手术），经过患者坚持不懈
的锻炼和家人无微不至的陪伴，最终努力达到最佳康复
效果。比如受损伤的肢体功能得到改善，体能恢复，积

极、乐观地面对生活，重返工作岗位，从事适合自己的职业，这就是最理想的康复。当然，受伤情所限，不可能每个人都能达到这样的目标。所以职业康复又是个体化的，它可以理解为着重以重返工作岗位为目的，设计用来降低受伤风险和提升受伤职工工作能力的一种系统性康复服务。通过科学、有效的康复手段，帮助身体功能障碍者实现再就业，促进他们早日重新参与社会。

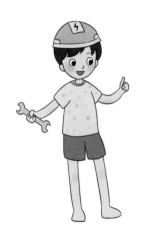

职业康复主要包括的内容：职业能力评估，工作分析（医疗机构内或现场），功能性能力评估，工作模拟评估，工作强化训练（医疗机构内或现场），工作重整和体能强化，工作行为训练，工作模拟训练，工作安置。

2. 烧烫伤患者重返社会

每一个人都是具有社会属性的，离不开社会群体生活。烧烫伤患者肢体功能恢复、容貌改善、身体健康后，就可以参加工作、步入社会了。当患者解除心理压力、消除自卑情绪、恢复生活自信心并以乐观、平和的心态走向工作岗位时，单位的领导、同事和周围因工作关系而接触到的人群应该尽己所能，自觉地为患者营造一个轻松、温暖的社会氛围。

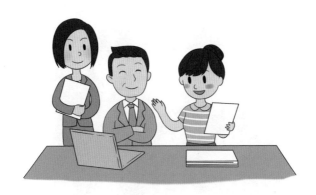

患友之间可以相互鼓励，分享经验，一起勇敢、乐观地面对社会，积极参加一些公益组织举办的患友现场交流会、联谊会以及户外踏青、郊游等活动。

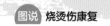

3. 烧烫伤儿童重返学校

当前，我国儿童的烧烫伤康复面临很多问题，烧烫伤儿童虽然创面愈合，但是遗留在外表的瘢痕、肢体功能障碍造成的心理问题是不容忽视的。患儿重返学校，能否顺利地像其他健康儿童一样接受教育也是医院、家长和学校三方共同努力和探究的问题。

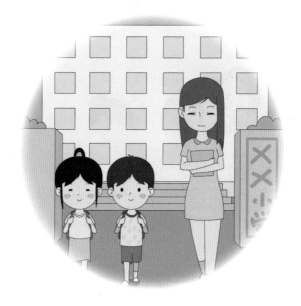

烧烫伤儿童存在心理阴影，往往不愿重返学校。因为穿戴压力衣看起来会与众不同，烧烫伤儿童怕同学们指指点点、用异样的目光关注他们，更不愿意和其他孩子玩，怕遭到同伴嘲笑甚至欺凌，乃至造成学习的障碍，以及终身的心理影响。

学校的老师向家长了解孩子的病情并学习烧烫伤的相关知识，做到理解和仁爱，这是对学校教育的考验。作为父母，在日常的教育中，也要教会孩子如何面对自己的身体残缺，要正确引导孩子，克服孩子自卑、羞怯的心理。医院也要向家长如实交代孩子的病情，鼓励家长积极配合医生进行治疗，督促家长和孩子要按时做功能康复锻炼，并定期到门诊复查。

第七讲

家长要成为烧烫伤孩子的护理"专家"

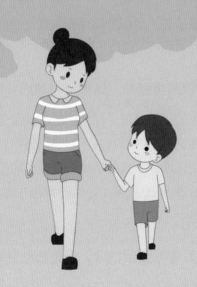

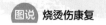

一、写给患儿家长的话

亲爱的家长们：

此时此刻，你肯定经历了难以释怀的生活不幸，面对活泼可爱的孩子承受着如此巨大的痛苦，日复一日要进行烧烫伤康复治疗，会感到心力交瘁、迷茫无助……但请你要冷静，因为我们给予了他们宝贵的生命，我们也是他们在世间唯一的依靠。记得泰戈尔说过："你如今的负担将变成礼物，你所受的苦将照亮你的路。"我坚信，孩子有了我们的陪伴和关爱，会早日康复，接纳并坦然面对困难，愿以下的文字能对你有所帮助！

1. 接纳与鼓励，以恢复其信心

家长的接纳是孩子踏出病房的预备工作，如果我们能完全接纳孩子的现状并不时予以鼓励，往往可以协助孩子恢复信心。家长的情绪会直接影响孩子的心理，我们应该让孩子在温暖、轻松的氛围中度过这段风雨人生路。

2. 凡事不要帮他做，而是协助并陪伴他做

孩子受伤后会更加依赖父母，对于一些力所能及的事，自己不愿意尝试，但为了锻炼他们的身体功能，家

长应根据孩子恢复的程度，一步步地引导，让孩子自己
做。家长可以在身边协助、陪伴，让孩子不觉得孤单，
并以言语亲切地鼓励。千万不要因为心疼或嫌他做得不
好、太慢而完全帮助孩子做，这样孩子将永远停留在需
要人协助的状态而无法自立。

3. 家长与医护人员一起制订出院计划

孩子出院前，要先适
度调整家中的环境，例
如，经过火灾，房子是否
已整修好；照顾者是否已
充分准备好适宜的照顾方
法；家庭设施的相应改
变，如床、浴室等，以利
于患者活动。若孩子因故
无法回家，则需事先找好
安置的地方。

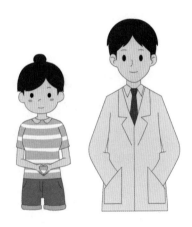

4. 避免过度期待

孩子经历受伤事件，无论在生理层面或是心理层面
都需要时间来复原。因此，家长不要对孩子过度期待
（例如要求积极的程度、不能难过等），过度的期待往往
会给孩子莫大的心理压力。

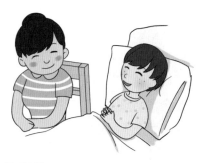

5. 耐心的守护

家人希望患者早日康复，这个愿望是正常的，但是，家人的急切心情会妨碍疾病的治疗。

6. 家长必须成为照顾烧烫伤孩子的护理"专家"

出院前：积极配合做锻炼，饮食营养要加强，压力治疗很重要，医护指导要记牢。回家后：新伤皮肤护理好，压力按摩不能停，游戏训练乐趣多，复诊日期不能忘。

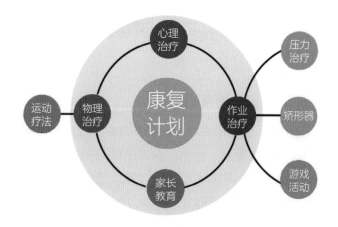

二、小患友的康复游戏

　　家长可以根据烧烫伤患儿的功能受限程度、兴趣爱好等来选择适宜的游戏活动，如积木、迷宫、拼图、蹦床运动、球池运动及电子体感游戏等。可以充分利用网络资源，使用网络在线或者下载的游戏进行训练。可以使用游戏控制手柄、特制手柄、改装键盘或者鼠标进行输入和游戏。有条件的家庭可以使用触摸屏以提高患者的直接参与程度，也可以使用辅助工具帮助抓握困难的患者完成康复训练。

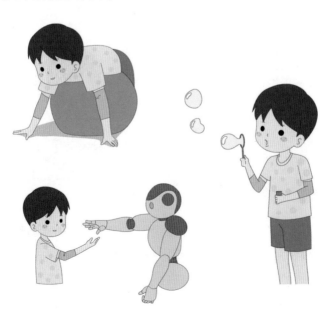

以游戏为载体的作业治疗可参考以下项目进行：以陶器、手工、搭积木、拉小车、跳方格等为主的趣味性作业训练；穿脱衣服、扣扣子、打开与关闭水龙头、拧毛巾、擦拭身体等操作能力训练；如为手部烧烫伤患儿，可设计进行铁插钉、木插板以及拧螺丝、写字等活动；肩关节活动受限的患儿可进行磨砂板、投篮等活动。

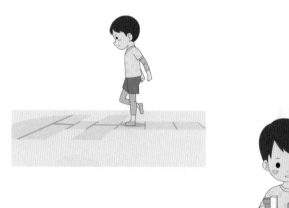

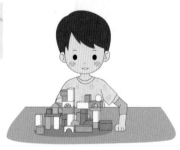

娱乐性的游戏设计不仅可以改善患儿的功能障碍、提高生活活动能力，还可以很好地改善患者的心理状态、调整患儿的注意力，真正实现患儿身心的康复。

三、帮助烧烫伤孩子做被动运动的方法

如果孩子的烧烫伤部位在关节范围内，如颈部、腋窝、肘关节、腕关节、指间关节、髋关节、膝关节、足踝、足趾等，一旦形成瘢痕，很容易造成关节挛缩，影响肢体功能。所以，家长要学会给孩子做被动运动。

方法如下。

1. 以关节为轴心，上、下、左、右、前、后多个方向做旋转或拉伸运动（由关节的活动能力决定，不可过度地强硬拉伸）。

2. 运动实际操作方向遵循将受伤的部位向外伸展的原则。

3. 每个关节每个方向做 10 次，每次到位后坚持 10～15 秒钟松开，每天可进行 2～4 次。

4. 每天坚持运动，随着耐受能力的增加可适当延长锻炼的时间。

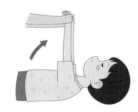

5. 每天被动运动可在温水浴后进行（水温不宜过高）。

6. 被动运动与孩子的主动游戏锻炼相结合。

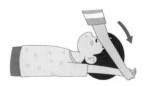

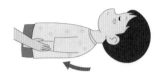 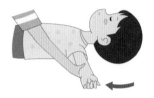

四、烧烫伤对小儿生长发育的影响

相信每一位家长都会问:"烧烫伤对小儿的生长发育到底有没有影响?"其实,这个要看形成的瘢痕的位置和大小。非关节部位的瘢痕一般不会影响肢体发育,但在关节、会阴、乳房部位的瘢痕会对生长发育有影响,因为瘢痕的生长跟不上正常组织,且瘢痕的柔韧性较正常组织差很多。所以,为了减少烧烫伤对孩子生长发育造成的影响,家长要重视孩子的康复锻炼、心理照顾及营养饮食。虽然瘢痕会很痒,康复锻炼会很痛、很辛苦,但痛苦是有回报的,一定能看到成果,千万不可以放弃,家长要占主导,带领孩子康复。

影响孩子生长发育的因素
1. 遗传

遗传因素对小儿的生长发育有一定影响。如父母的

身高、皮肤的颜色、毛发的多少以及形态等，对子女都
有一定程度的影响。

2. 精神因素

专家认为得不到关爱的儿童，由于体内分泌的生长
激素比较少，故他们的平均身高可能低于同龄儿童。

3. 营养

营养对生长发育至关重要。儿童期需要合理的饮食
结构，否则不但影响正常发育，还会影响日后的智力
发育。

4. 睡眠

儿童入睡后，脑垂体的前叶能分泌出一种生长激
素。如睡眠不足，生长激素就可能受阻，影响生长。

5. 锻炼

利用自然条件进行身体锻炼对增强儿童体质、提高
发育水平和降低发病率有很大的作用。充足的日光照
射、清新的空气以及足量的水能促进身体新陈代谢，消
化、吸收食物，有利于生长发育。

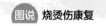

6. 疾病

长期消化功能紊乱、反复呼吸道感染、内分泌系统疾病以及大脑发育不全等，对儿童的生长、发育都有直接影响。

7. 环境和气候

有相关的人体学研究证明，儿童会秋季长重、春季长高。从地区来看，热带发育较早，寒带生长迅速。此外，合理的生活习惯、清新的空气、没有噪音和污染的环境，均有利于儿童身体和精神的发育。

五、如何帮助孩子进行心理调适

（一）家长要以积极的心态来鼓励孩子

孩子受伤后，父母往往无法接受这个事实，在无法面对孩子受伤的过大压力下，父母容易情绪失控而焦虑、混乱、内疚甚至互相指责。父母应接受孩子受伤的事实，认识到这只是意外造成的，避免过分自责，才能照顾好孩子。父母的情绪会直接影响孩子，如果父母长期焦虑，孩子的心理问题也会随之而来。

　　父母如果不能及时调整状态，很容易使整个家庭笼罩在消极的氛围中，对孩子的身心康复极为不利。事实上，有许多坚强、乐观的父母能勇敢地面对现实，克服生活上的重重困难，他们往往以平和、积极的心态来协助孩子重拾生活的信心。最重要的是，他们坚信伤痛只是暂时的，未来的路还很长，只要共同面对，就会充满无限希望。

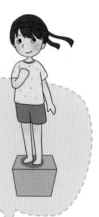

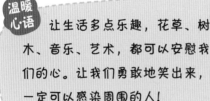

温暖心语　让生活多点乐趣，花草、树木、音乐、艺术，都可以安慰我们的心。让我们勇敢地笑出来，一定可以感染周围的人！

（二）了解孩子的病情

　　许多父母慌张失措甚至崩溃，都是因为对烧烫伤不够了解，本书的前文已对烧烫伤有了大体的介绍，阅读

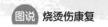

本书不仅能让家长的心情较快平复，还能以积极的态度协助孩子做好准备工作。

1. 认可这是意外而不是自己的过错

如果父母能认可"这是意外，不是罪有应得，也不是自己的过错"，则他们能平和地面对别人的指责与误会，不会为所谓的"善报恶果"所困扰，不会过分苛责自己，自然能接受孩子受伤的事实。

2. 建立积极乐观的想法，迎向未来

有些父母会消极地认为，自己的孩子再也好不起来了，即使能康复，未来也永远不如他人，一辈子扛着被人嘲笑、自怜、自卑的包袱，根本无力帮助孩子迎接未来。事实上，孩子只是失去部分功能，而大部分的功能是可以靠努力重建起来的；父母能坚定地相信自己孩子的未来还是和正常孩子一样，一直充满希望，这样父母才能带孩子一起重新投入新生活，迎接未来。

（三）与孩子建立良好的关系，正确引导孩子情绪

烧烫伤是一种非常痛苦的外科疾病，对儿童烧烫伤患者，各种治疗如创面换药、手术植皮等，已经给孩子造成了严重的精神、心理打击，使孩子恐惧、害怕、性

情改变；而出院后面临的瘢痕增生、外观改变，甚至生活无法自理等问题，更会让孩子产生挫败感。作为父母，我们一方面要了解孩子内心的真实需求，探索孩子退缩、焦虑的原因，努力帮助孩子解决困难；另一方面要正确引导孩子，让孩子建立起乐观、积极的人生态度。以下是我们推荐的几种方式。

1. 与孩子建立良好的关系

用恰当的方式引导孩子，面对孩子紧张、焦虑的情绪，家长首先要与孩子建立良好的关系，接纳孩子的情绪，关心孩子的想法。

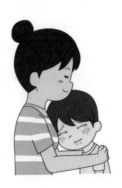

2. 根据不同年龄、特点，采用良好的心理引导方式

● **1 岁半至 4 岁的儿童：** 从生理上说，开始学会行

走、语言表达，在心理上有自己的意愿和诉求，开始表现出个性，对父母或长辈有"违抗"，反映为好动、缺乏辨识能力。这个时期的孩子发生意外多，受伤后表现为哭闹、不听大人劝说、恐惧心理反应明显，但这个阶段的孩子已具备言语的接受能力。

因此，家长要亲近孩子，首先要解除孩子的恐惧心理，而后运用形象、生动的语言逐步引导孩子，如为什么要每天做康复，爸爸、妈妈为什么每天要陪伴在你身边等，让孩子对家长产生信任和依赖。

♦ **4 ~ 6 岁的儿童**：学龄前儿童初具想象能力并经常会提出各种问题，如"为什么？""怎么样？"等，他们对外界充满新鲜感，变得好奇、好动，不过是兴奋占优势，受伤后常带着恐惧的心理，甚至不配合康复治疗。作为家长要耐心解释，充分利用这类儿童的思维想象能力来诱导，不可简单、粗暴地呵斥，更不可恐吓、威胁。

♦ **6 ~ 11 岁的儿童**：这个时期的儿童懂得"把事情干好能得到表扬"，具有一定的自尊心，希望自己的行为能引起家人的注意，所以对于伤后出院的儿童需要多鼓励，发现其优点，以表扬为主，运用对比法动之以情、晓之以理，只要方法适合，在复杂、漫长治疗的进程中，他们往往可表现出成人般的毅力。

温暖
心语

> 烧烫伤康复是一家人必须面对的艰辛历程，是伤者和家人共同的生命印记，期待在相伴的过程中，都能包容彼此，感受彼此的理解和关爱。

（四）为孩子的康复过程做记录

父母时常因为孩子瘢痕的快速生长，以及不能忍受孩子康复时的疼痛，而感到气馁。这主要是因为父母没有看到孩子的进步，我们可以为孩子的康复进展做记录，清楚地记录孩子每一个过程的付出、坚持与进步。这样除了不会因一时的挫折而灰心，忘记以前的努力成果外，还能依靠记录掌握康复计划；另一方面，记录孩子的每项努力成果是激励孩子最好的方法，让孩子具备成就感，为未来的成功康复增强信心。

（五）学会正确面对别人的眼光

父母要帮助孩子正确面对别人的眼光。首先，父母要学习如何回应别人的误会和指责，大部分父母会承受"不合格父母、看护孩子粗心"的评价，虽然发生意外是事实，但只是我们比较不幸，让孩子遭受了重伤，如果父母先学会放下，用平和的方式面对，那么孩子也会坦然地面对其他人。

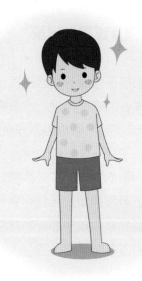

1. 以正面的态度看待别人的反应

当孩子重新接触人群时，其他人对他的反应会让他感到困惑，其实别人异样的反应与目光，不全是代表他们害怕或者嘲笑，而更多的是他们不知道如何回应。父母应该先引导孩子放下心中的包袱，不要以为别人一定是在嘲笑自己，要以乐观的态度感受别人的眼光。

2. 教导孩子如何做、如何说

父母要教导孩子，如何坦白地告诉对方自己目前的状况，希望对方能了解自己瘢痕的特性，并鼓励孩子主动向别人微笑、问好，以解除别人不知如何反应的僵化气氛；不要抗拒别人的询问，事前想好如何简单回应别人关切自己受伤原因等问题，以免一时不知道如何回答；当然，也可引导孩子面对别人的不当言语时，以平和的方式让对方知道他的言行伤害了对方。最重要的是，让你的孩子相信他所作出的坦然说明，会获得更多的朋友，会更受人欢迎。

3. 帮助孩子有适当的心理准备

父母要让孩子了解，不一定每个人都会接纳自己，重要的是让孩子明白，每个人都不可能和所有人做朋友，只要找到适合自己又能接受自己的朋友就够了。

六、漫画——皮皮的故事

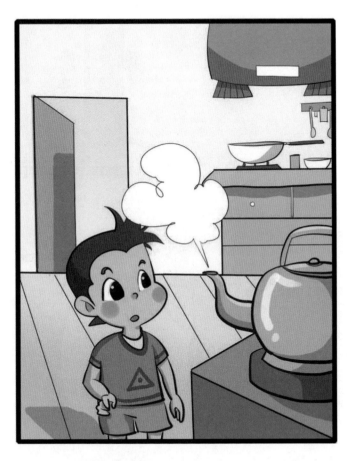

淘气的皮皮被厨房里烧水壶"滋滋"的声音吸引了，他
好奇地跑进厨房想看看究竟。

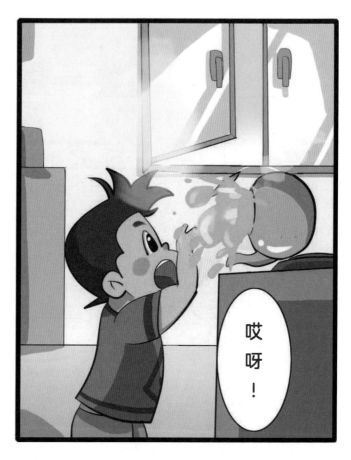

皮皮抬手不小心将水壶掀倒，开水浇了皮皮一身。

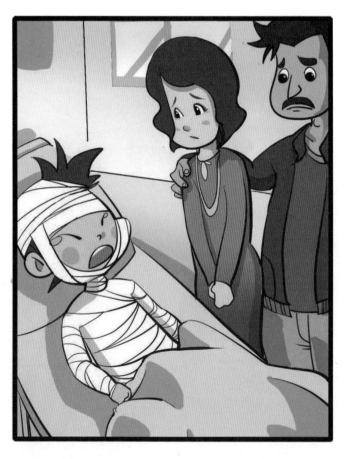

爸爸妈妈焦急地把皮皮送到了医院，皮皮痛苦地躺在了
病床上。

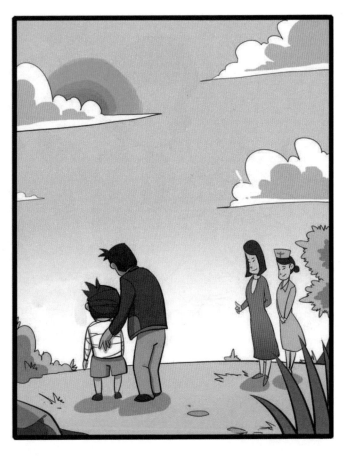

经过治疗，皮皮受伤的创面愈合了，皮皮也可以下床走路了。

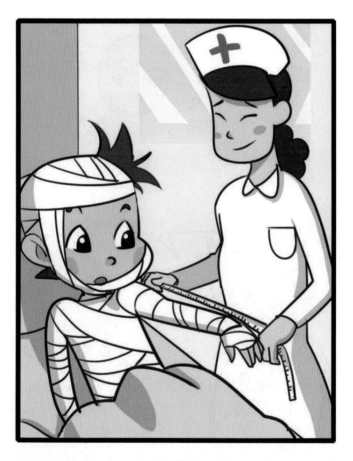

皮皮快出院了，护士阿姨拿着尺子量他胳膊的长度，准
备为他制作一套压力衣。

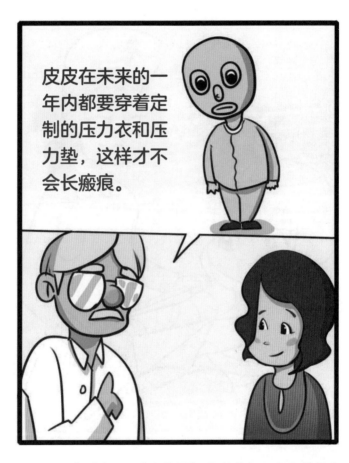

医生伯伯告诉妈妈："为了预防瘢痕增生，皮皮需要穿着一年的压力衣。"

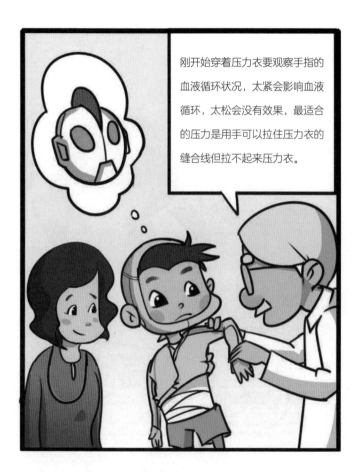

刚开始穿着压力衣要观察手指的血液循环状况，太紧会影响血液循环，太松会没有效果，最适合的压力是用手可以拉住压力衣的缝合线但拉不起来压力衣。

穿上压力衣后，皮皮只露出了一张小脸儿。

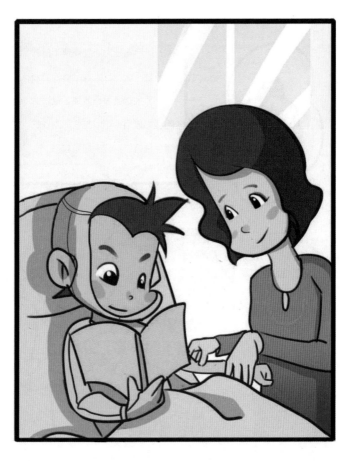

回到家里，皮皮努力适应穿压力衣的生活，瞧，妈妈在给皮皮做上肢按压。

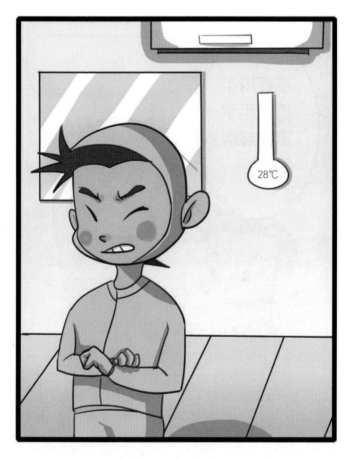

新愈合的皮肤没有毛孔，无法排汗，外界环境到了
28℃，皮皮就跟小猴子一样不停抓痒。

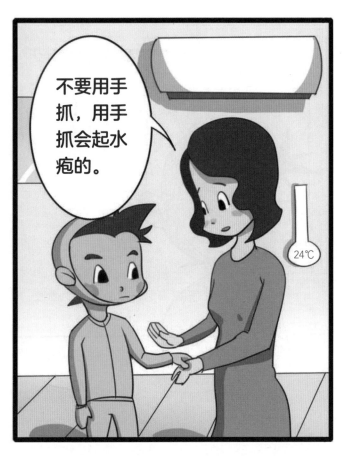

妈妈说："要轻轻地拍打发痒的部位，或者进行冰敷。"
同时妈妈把空调调到了24℃。

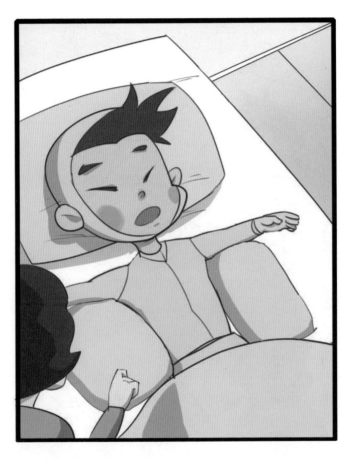

皮皮的睡姿也很重要，妈妈把枕头放在他的腋下，让他
手臂撑开，成一个"大"字。

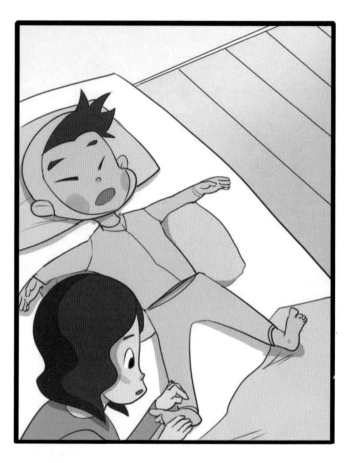

皮皮睡着了，为了让皮皮快点儿好起来，妈妈每天都坚持给皮皮按摩，再辛苦也不怕。

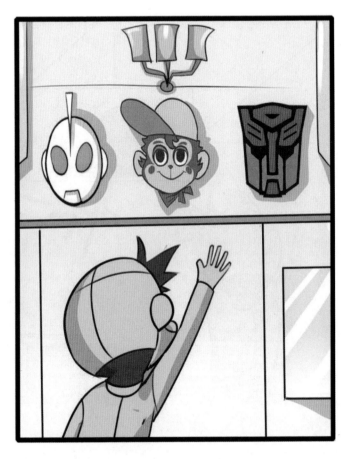

为了康复锻炼，妈妈在墙上挂起了各种造型的玩具，让
皮皮进行抬胳膊锻炼。

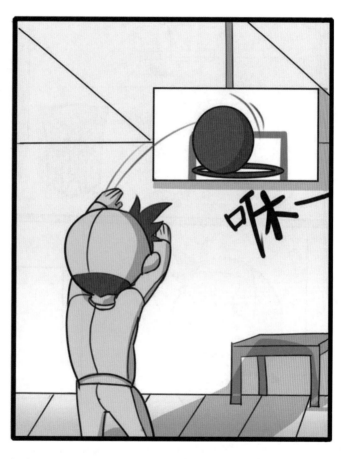

皮皮可以随时把家里当成小训练场，练习投篮。

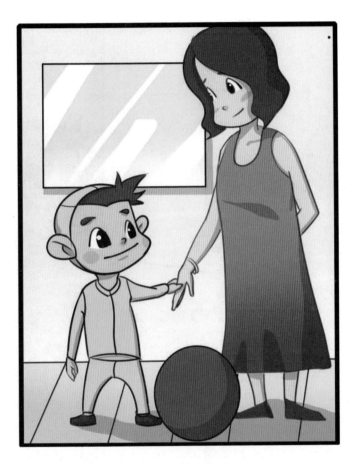

妈妈有时候也会陪皮皮一起练习打球。

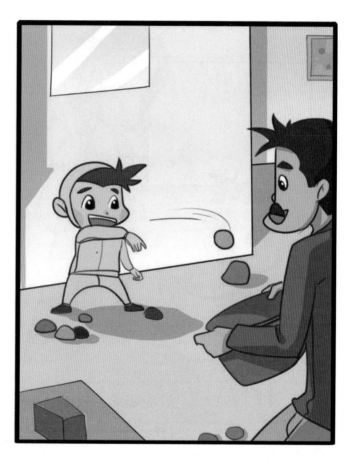

爸爸下班了，陪着皮皮一起玩丢沙包，皮皮玩得可开心了。

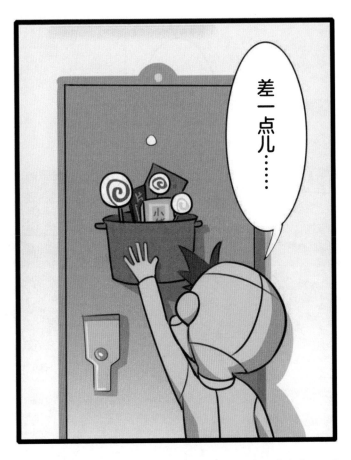

妈妈把好吃的零食放到高处的篮子里，鼓励皮皮抬手够下来。

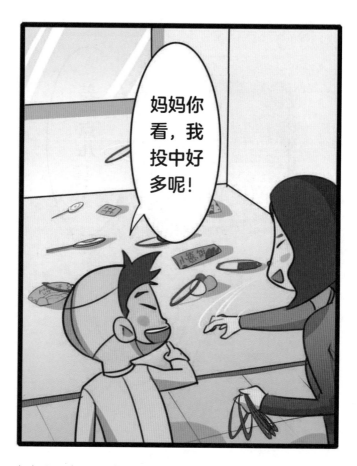

皮皮在玩套圈游戏。

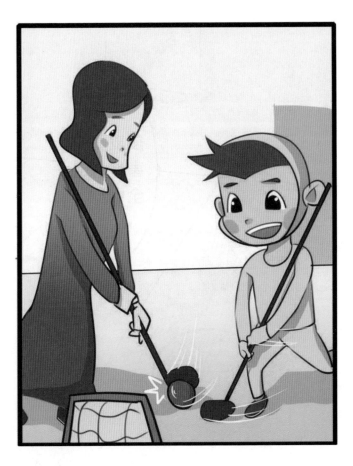

皮皮和妈妈玩赶球游戏。

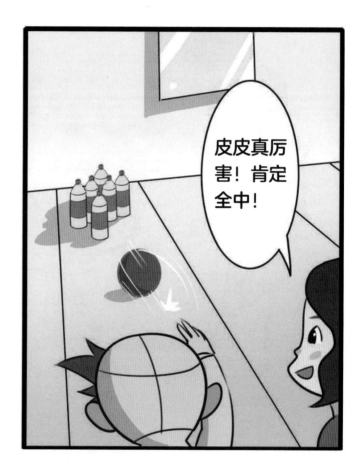

皮皮在玩保龄球游戏。

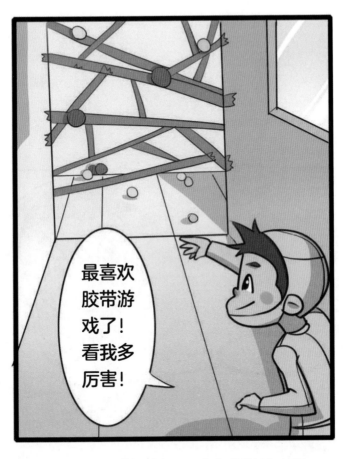

妈妈好聪明，把胶带拉成网，让皮皮练习投扔动作。

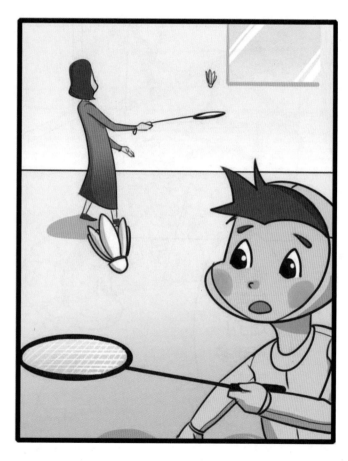

皮皮练习打羽毛球。

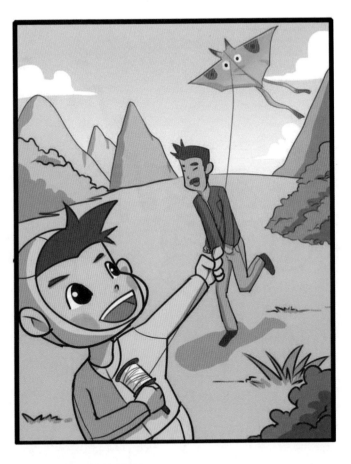

皮皮和爸爸一起放风筝。

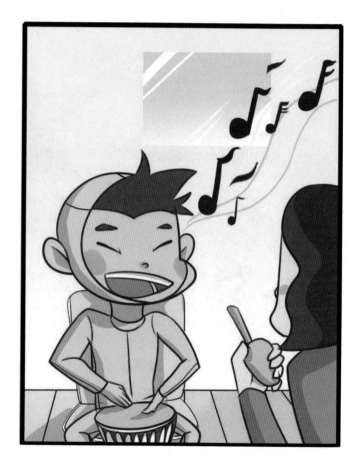

皮皮开心地打鼓，发出动听的旋律。

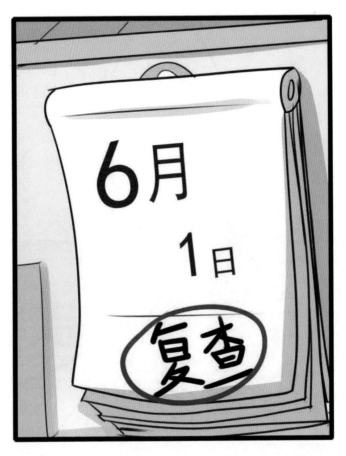

爸爸妈妈带皮皮去复查，皮皮总是带着他心爱的玩具。

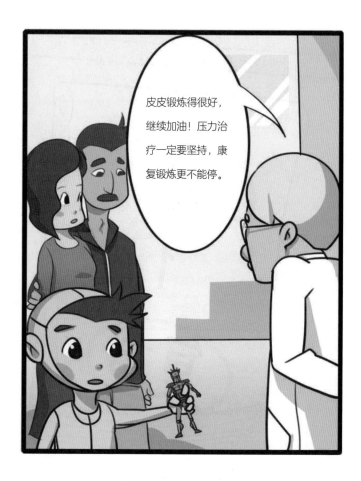

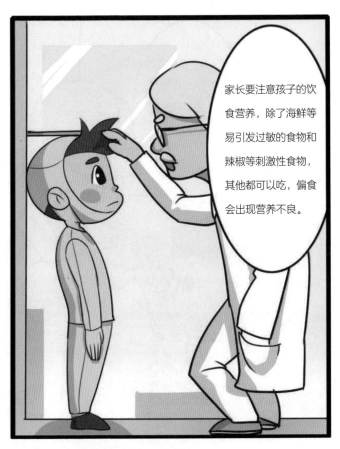

家长要注意孩子的饮食营养,除了海鲜等易引发过敏的食物和辣椒等刺激性食物,其他都可以吃,偏食会出现营养不良。

医生伯伯会定期给史皮测量身高。

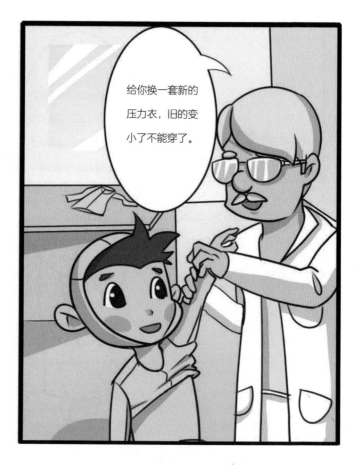

皮皮又长高了，所以医生伯伯又给他做了一套新的压力衣。

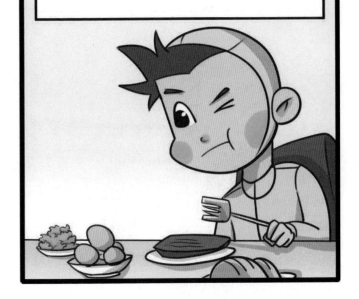

孩子康复期营养很重要，多吃牛肉、猪肉、鸡肉、鸡蛋、水果、蔬菜。

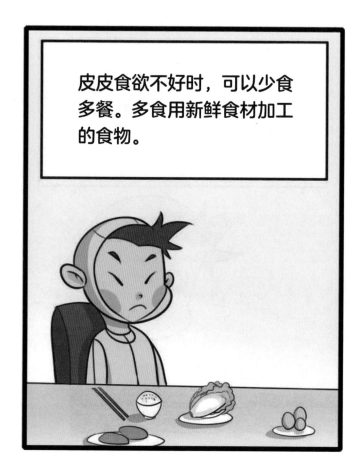

皮皮食欲不好时，可以少食多餐。多食用新鲜食材加工的食物。

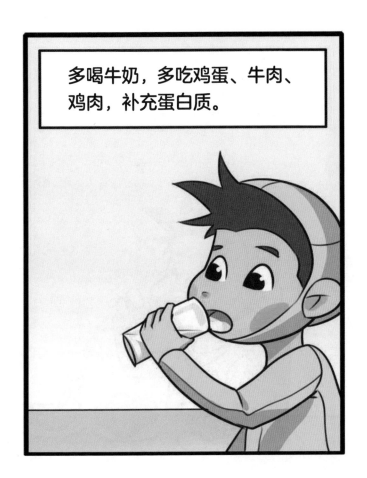

多喝牛奶，多吃鸡蛋、牛肉、鸡肉，补充蛋白质。

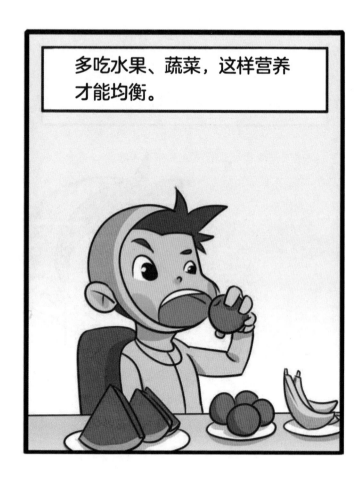

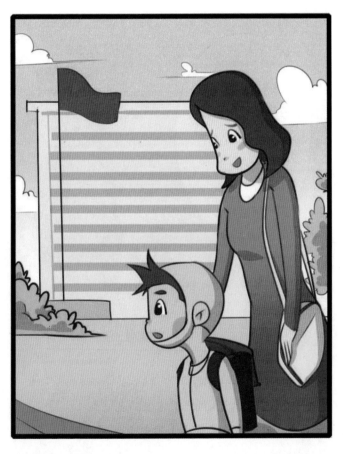

皮皮背着书包、戴着头套、穿着压力衣，和妈妈来到了
阔别已久的学校。

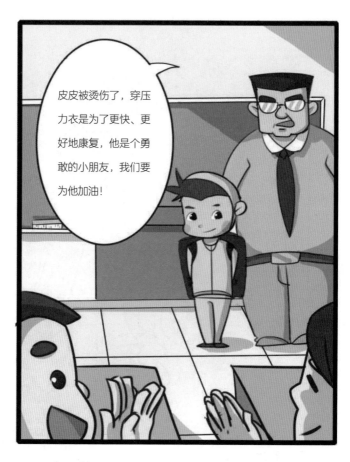

回到学校的第一天，皮皮勇敢地站在了全班同学面前。

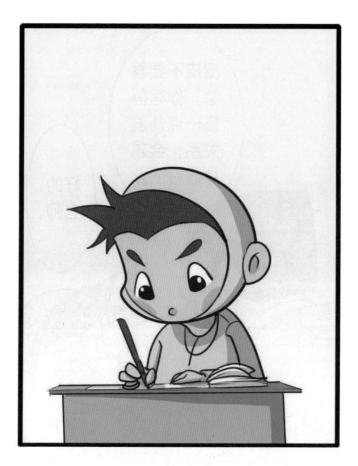

穿着压力衣的时候皮皮很难握笔，写字感到有点儿
吃力。

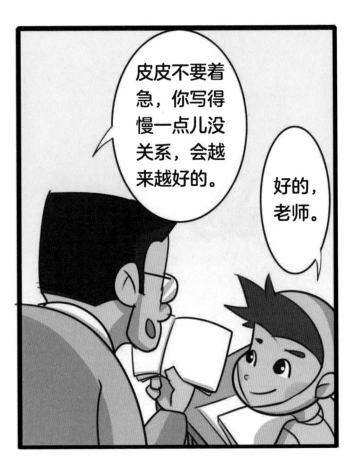

老师总是给予皮皮鼓励。

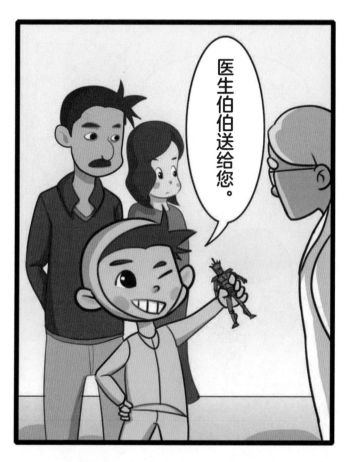

爸爸妈妈陪着皮皮又来复查，皮皮已经和医生伯伯很熟
悉了，想把自己心爱的玩具送给他。

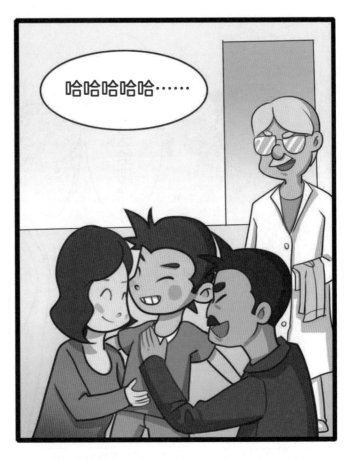

医生伯伯检查完皮皮身上的皮肤，说他可以脱下压力衣了。皮皮一家都高兴极了。

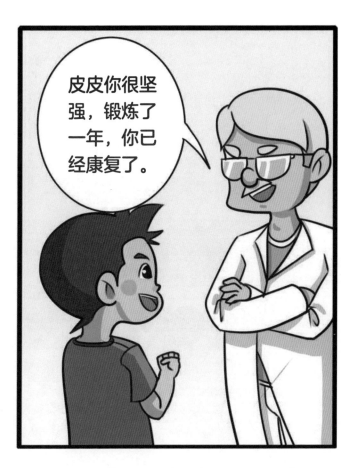

医生伯伯又说："皮皮你恢复得真好，祝福你。"

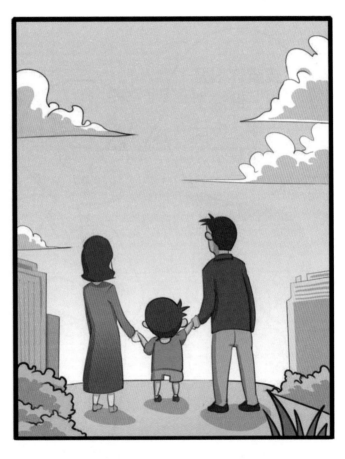

爸爸、妈妈听了真的很开心，他们牵着皮皮的手，开心地一起回家，此时的天格外的蓝，一年的努力终于没有白费。

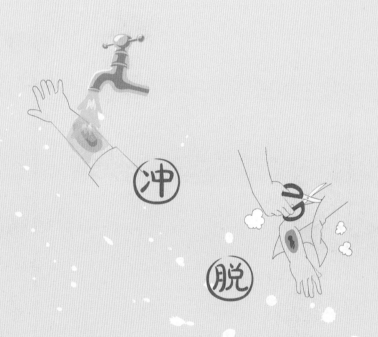

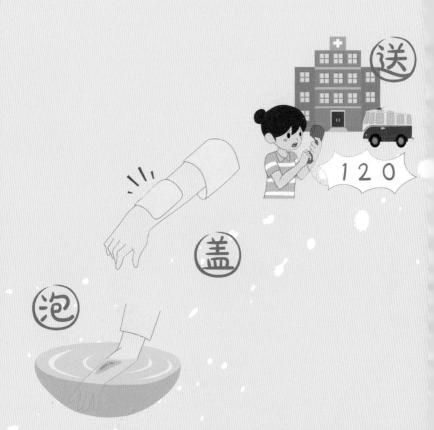

泡

盖

送

120

55检